맛깔나는 음식 색칠놀이

뇌 건강 치매 예방에 도움되는
맛깔나는 음식 색칠놀이

버금디자인연구소엮음

목차

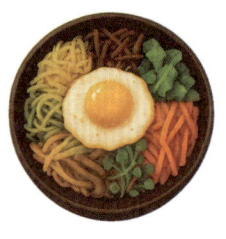 1. 비빔밥 -p.10

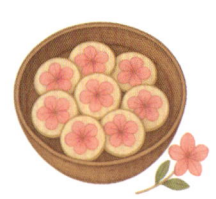 2. 화전 -p.12

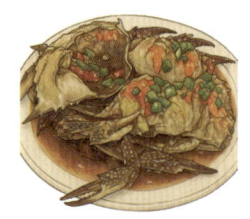 3. 간장게장 -p.14

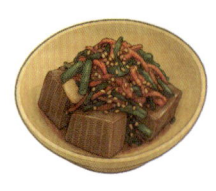 4. 도토리묵 -p.16

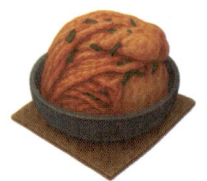 5. 김장김치 -p.18

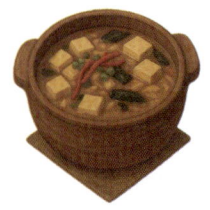 6. 된장찌개 -p.20

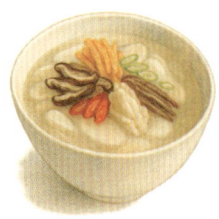 7. 떡국 -p.22

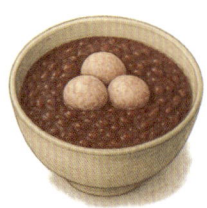 8. 동지팥죽 -p.24

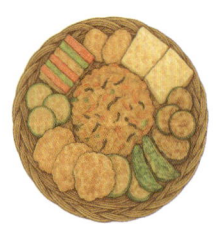 9. 모둠전 -p.26

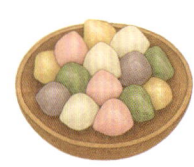 10. 송편 -p.28

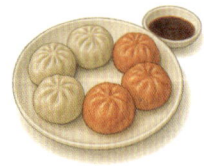 11. 만두 -p.30

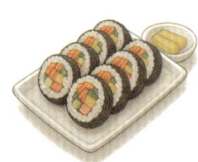 12. 김밥 -p.32

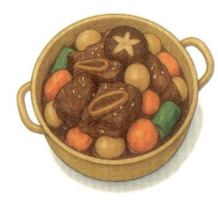 13. 갈비찜 -p.34

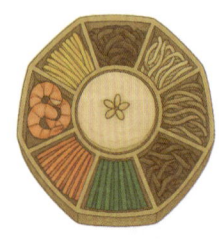 14. 구절판 -p.36

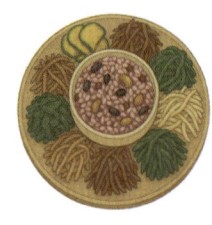 15. 오곡밥과나물 -p.38

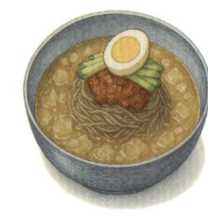 16. 냉면 -p.40

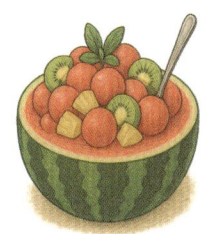
17. 수박화채
-p.42

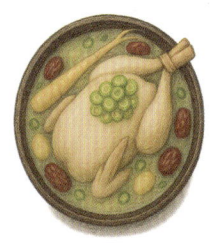
18. 삼계탕
-p.44

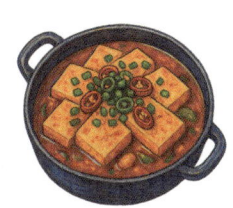
19. 두부찌개
-p.46

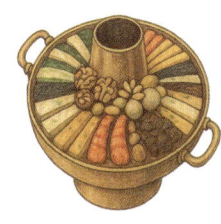
20. 신선로
-p.48

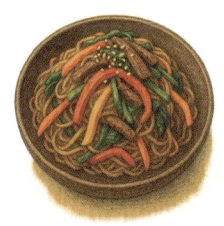
21. 잡채 -p.50

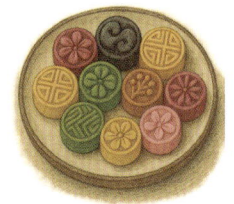
22. 다식 -p.52

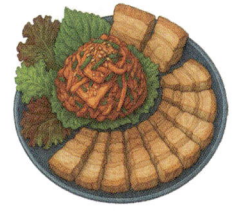
23. 보쌈 -p.54

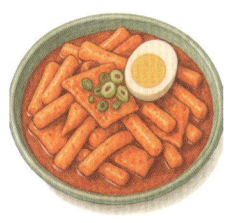
24. 떡볶이 -p.56

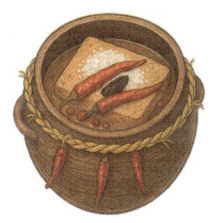
25. 장담그기
 -p.58

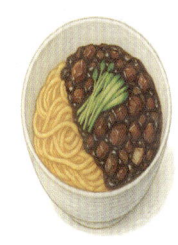
26. 짜장면
 -p.60

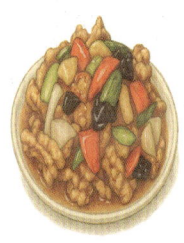
27. 탕수육 -p.62

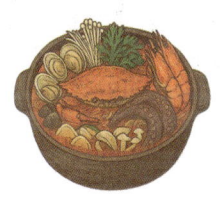
28. 해물탕 -p.64

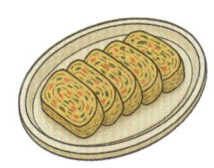
29. 계란말이
-p.66

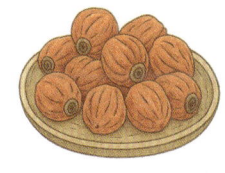
30. 곶감 -p.68

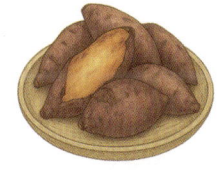
31. 군고구마 -p.70

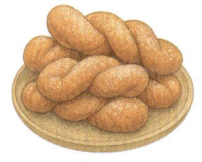
32. 꽈배기 -p.72

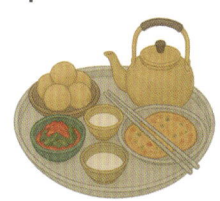
33. 새참바구니 -p.74

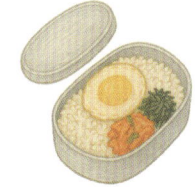
34. 양은도시락 -p.76

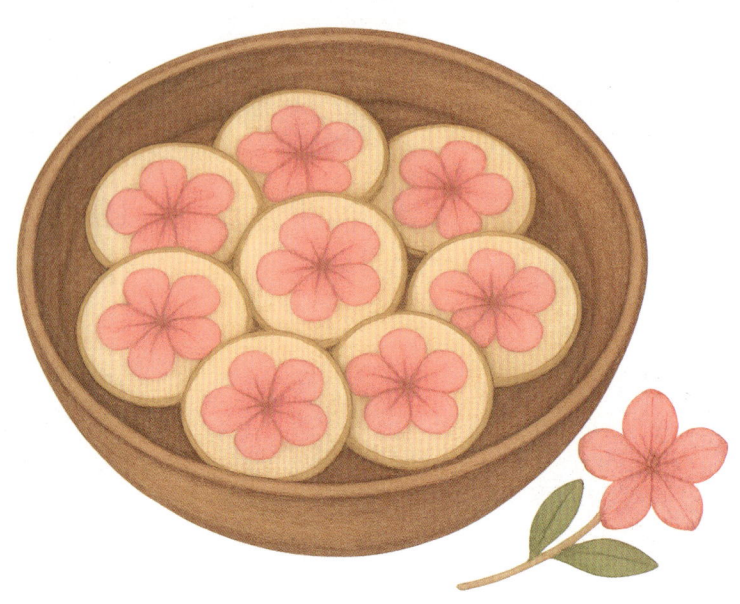

추억하고 힐링하는 시간

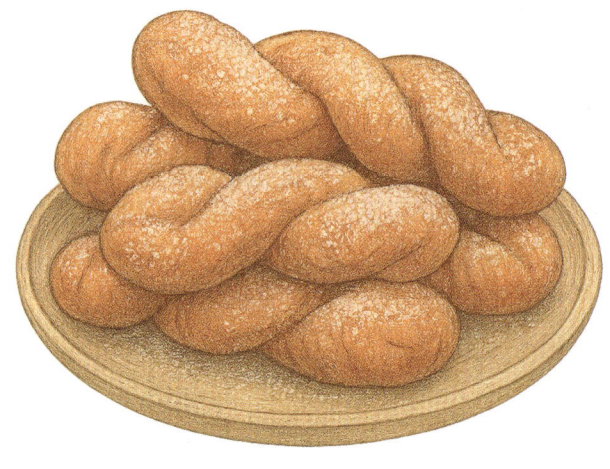

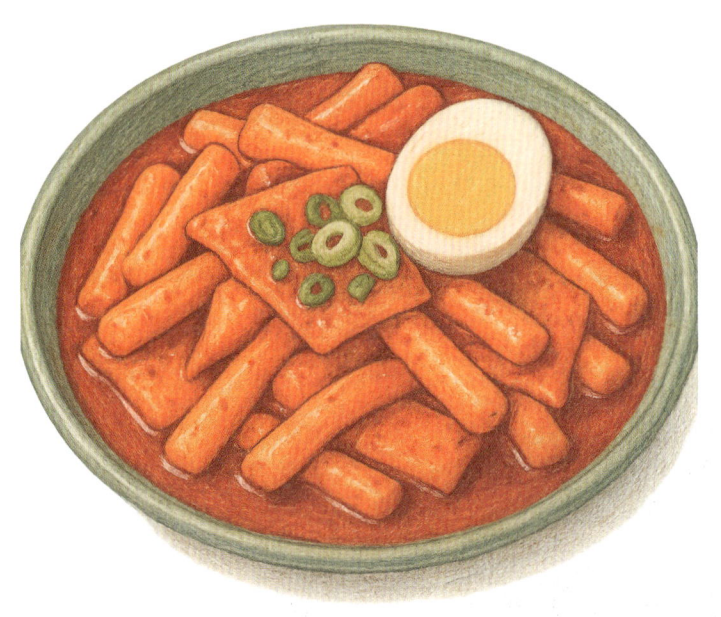
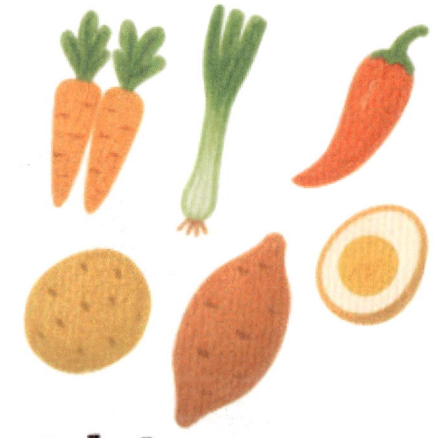

맛깔나는 음식 색칠놀이

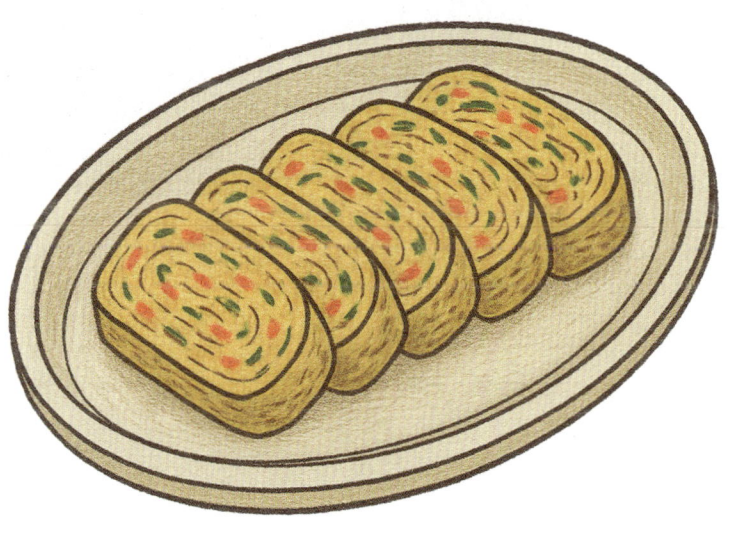

색칠하며 떠오르는 맛

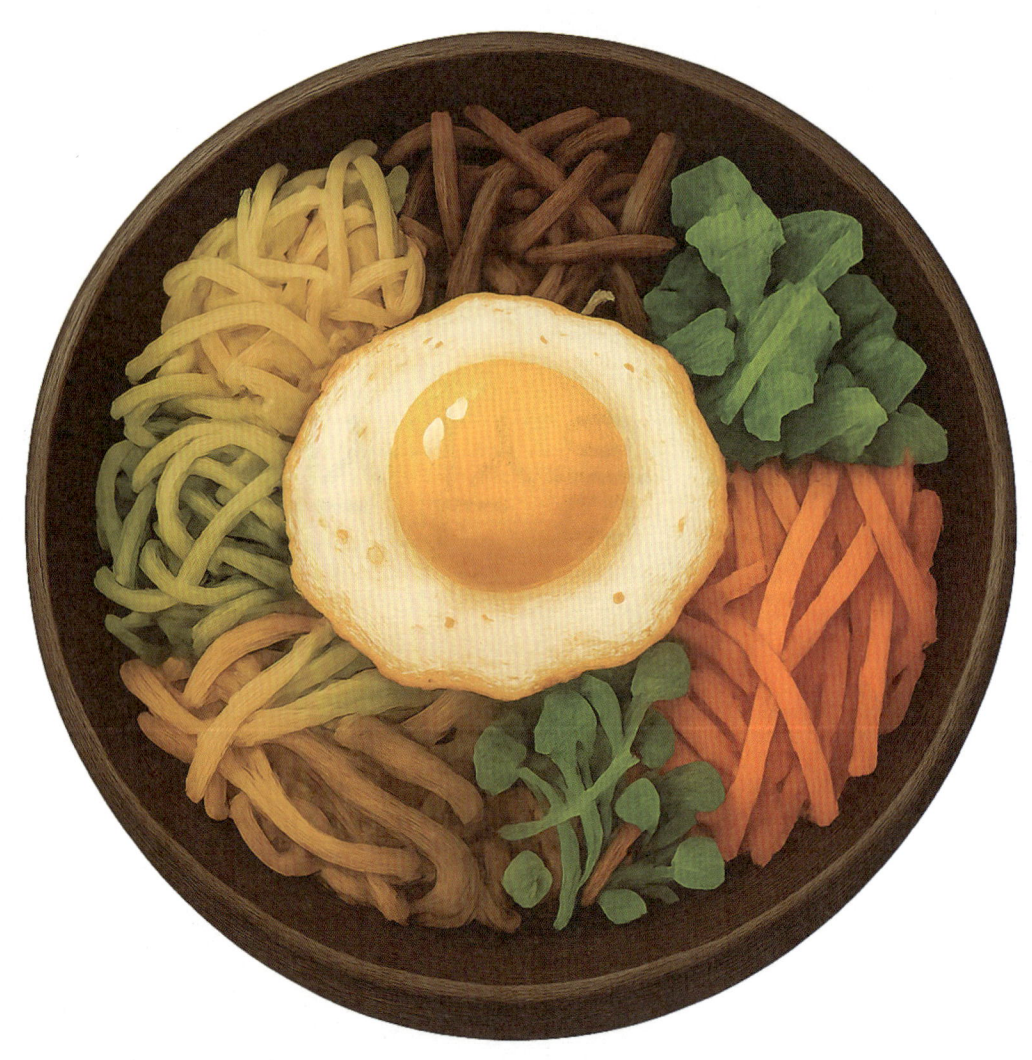

비빔밥
비빔밥은 고기나 나물 등을 여러 가지 양념과 함께 비벼 먹는 밥입니다.
전주비빔밥이 유명하지요.

알록달록 예쁘고 아름답게 색칠해 보세요.

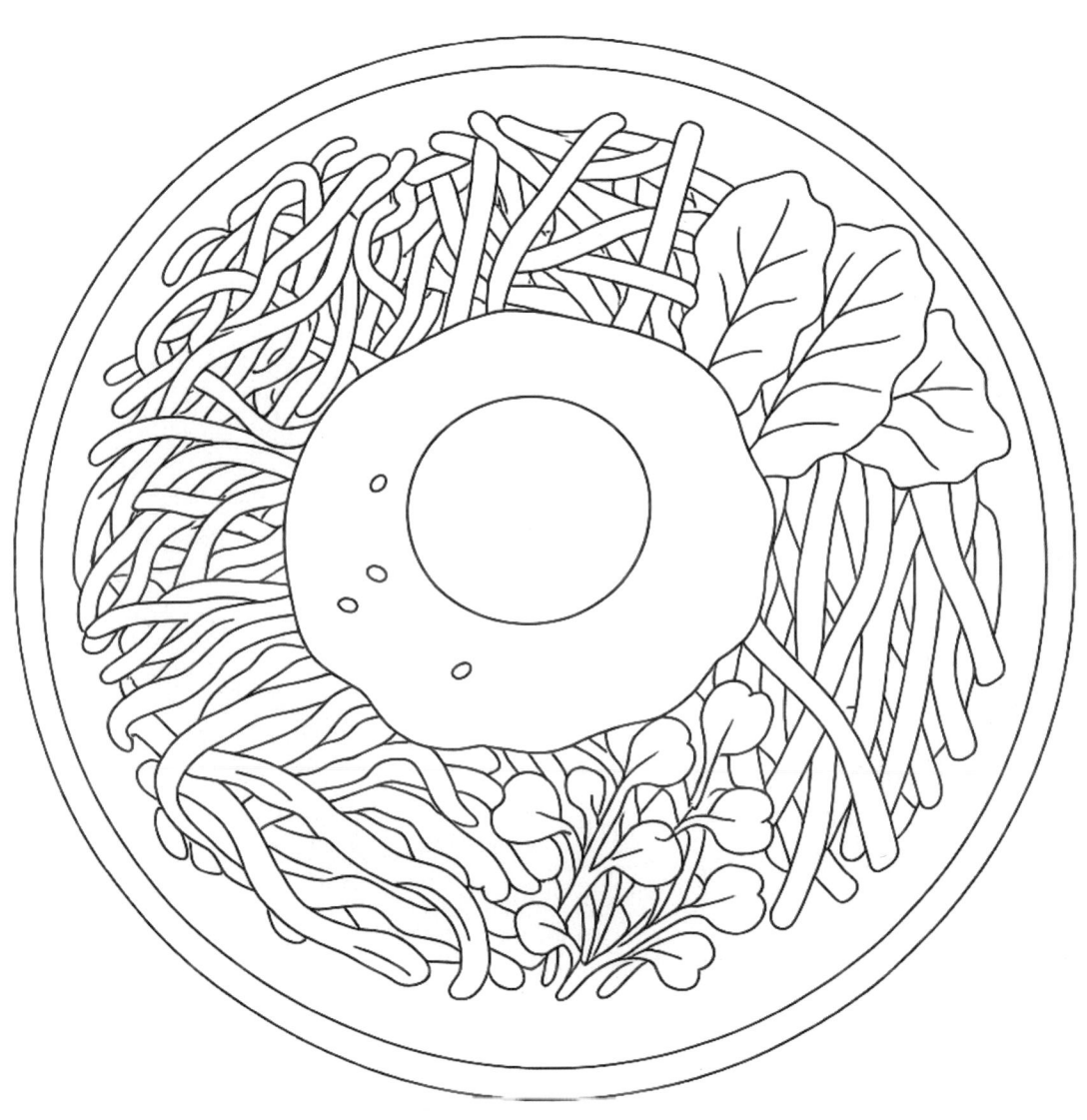

| 색칠하며 떠오르는 맛 |

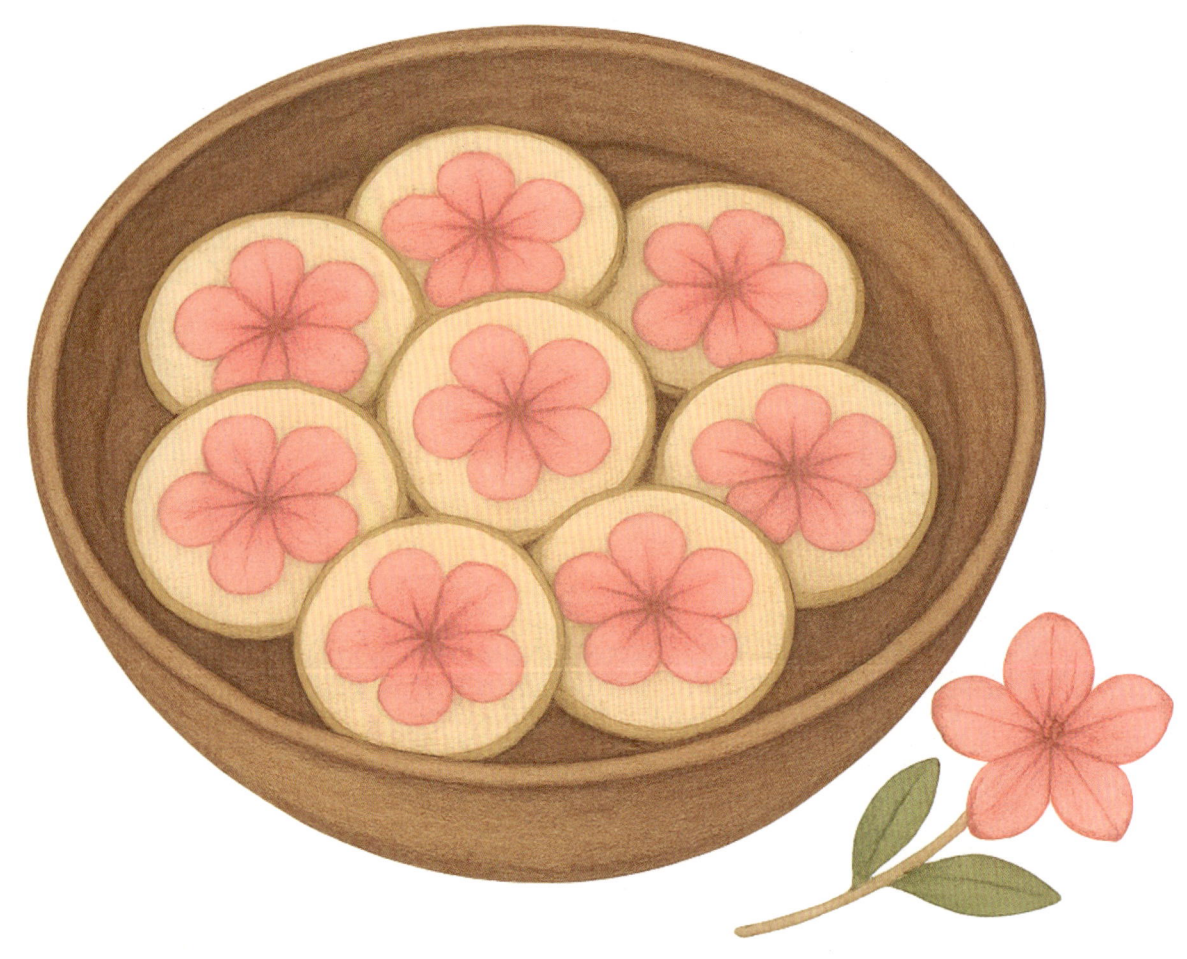

화전
화전은 꽃과 찹쌀가루로 익반죽하여 만든 요리입니다.
봄엔 진달래꽃이나 배꽃을 주로 쓰고, 음력 5월무렵에는 장미를, 가을에는 국화로 화전을 만듭니다.

알록달록 예쁘고 아름답게 색칠해 보세요.

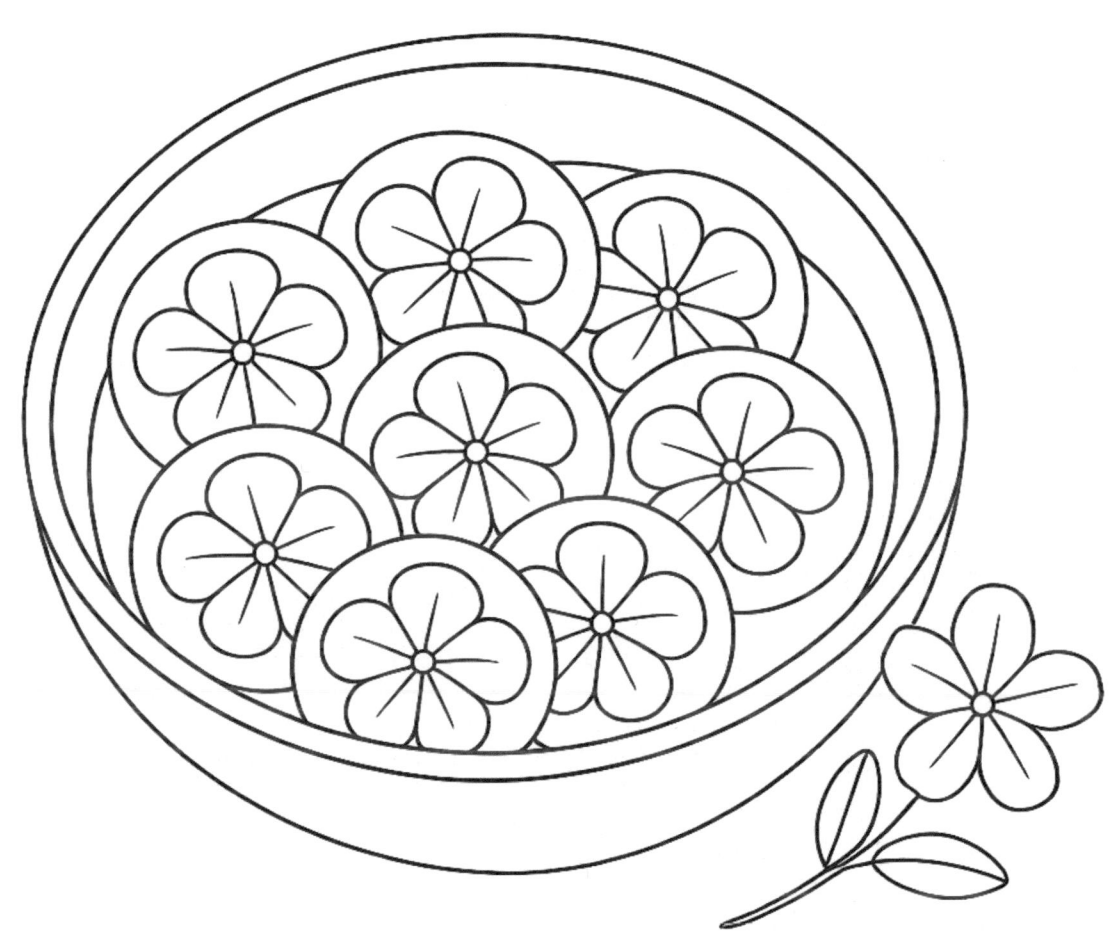

색칠하며 떠오르는 맛

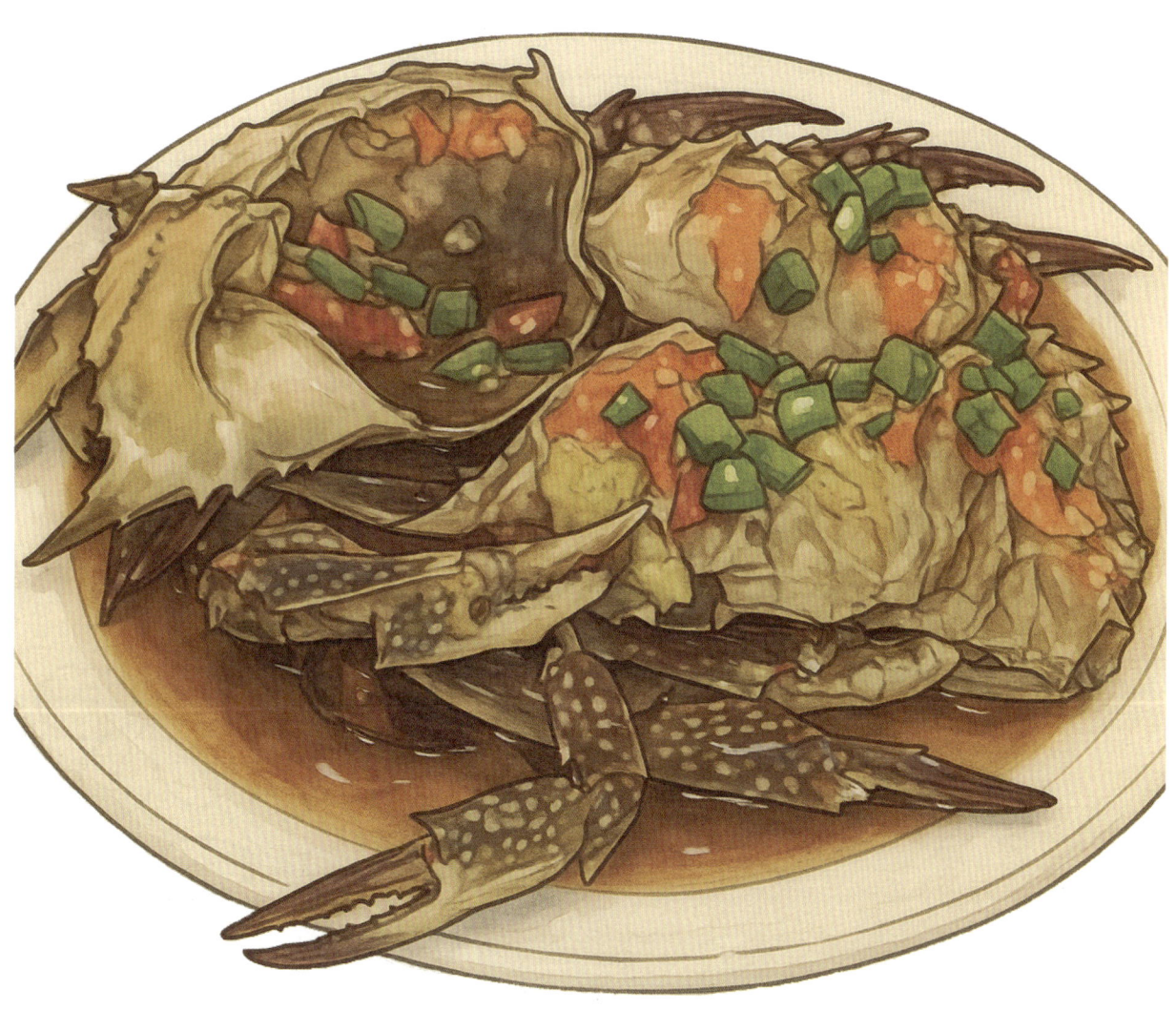

간장게장

간장게장은 여러 가지 재료를 넣은 간장을 끓이고 식힌 후 살아 있는 게를 푹 담가 절이기를 반복해서 만든 음식입니다.
밥도둑하면 가장 먼저 생각나는 대표적인 음식이지요.

알록달록 예쁘고 아름답게 색칠해 보세요.

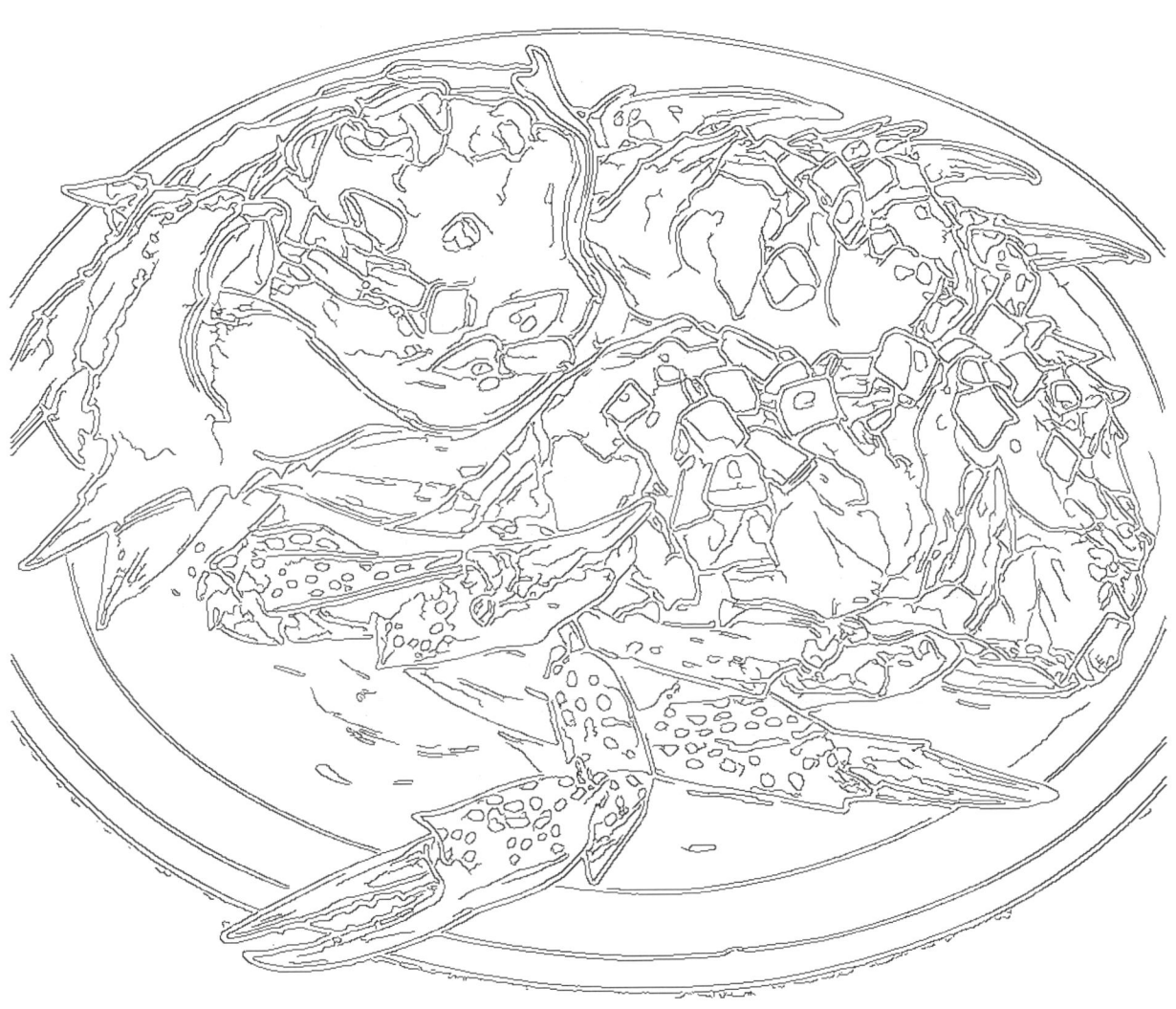

색칠하며 떠오르는 맛

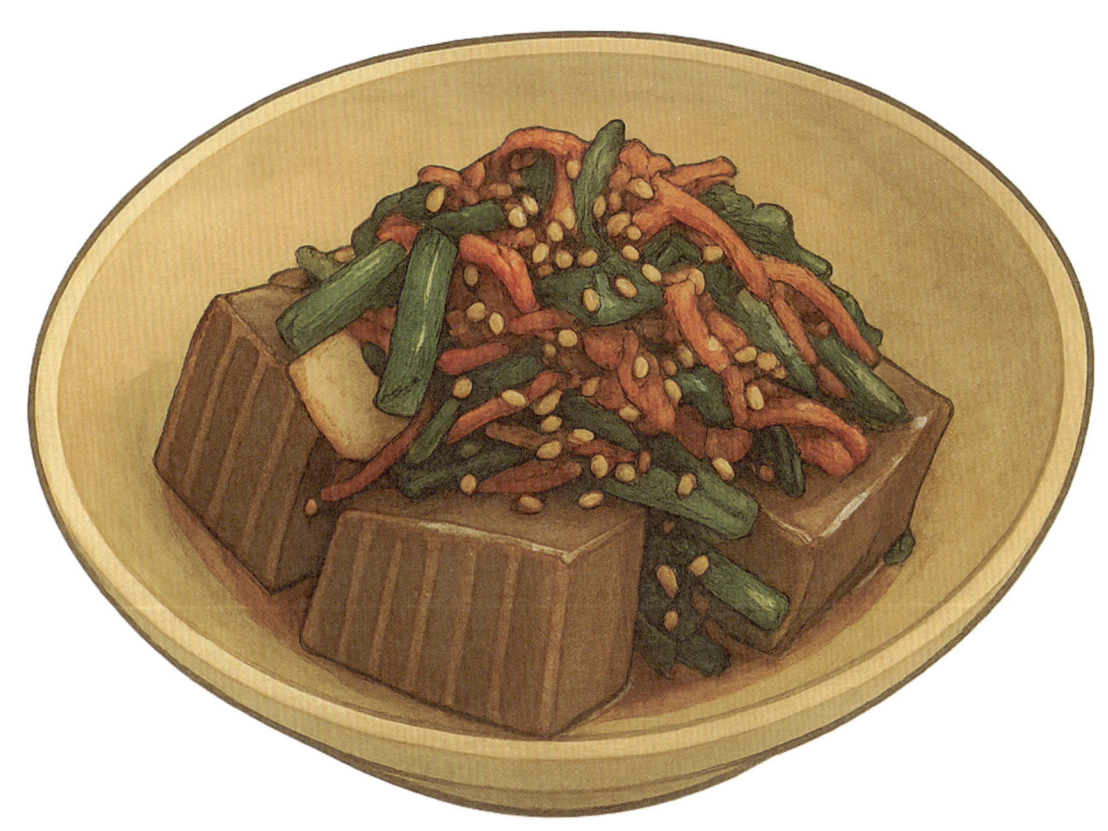

도토리묵
도토리묵은 도토리 녹말을 물에 풀어 끓인 다음 굳혀서 만든 음식입니다.
묵과 함께 당근, 오이 등의 채소를 넣어서 양념장에 무쳐 먹습니다.

알록달록 예쁘고 아름답게 색칠해 보세요.

색칠하며 떠오르는 맛

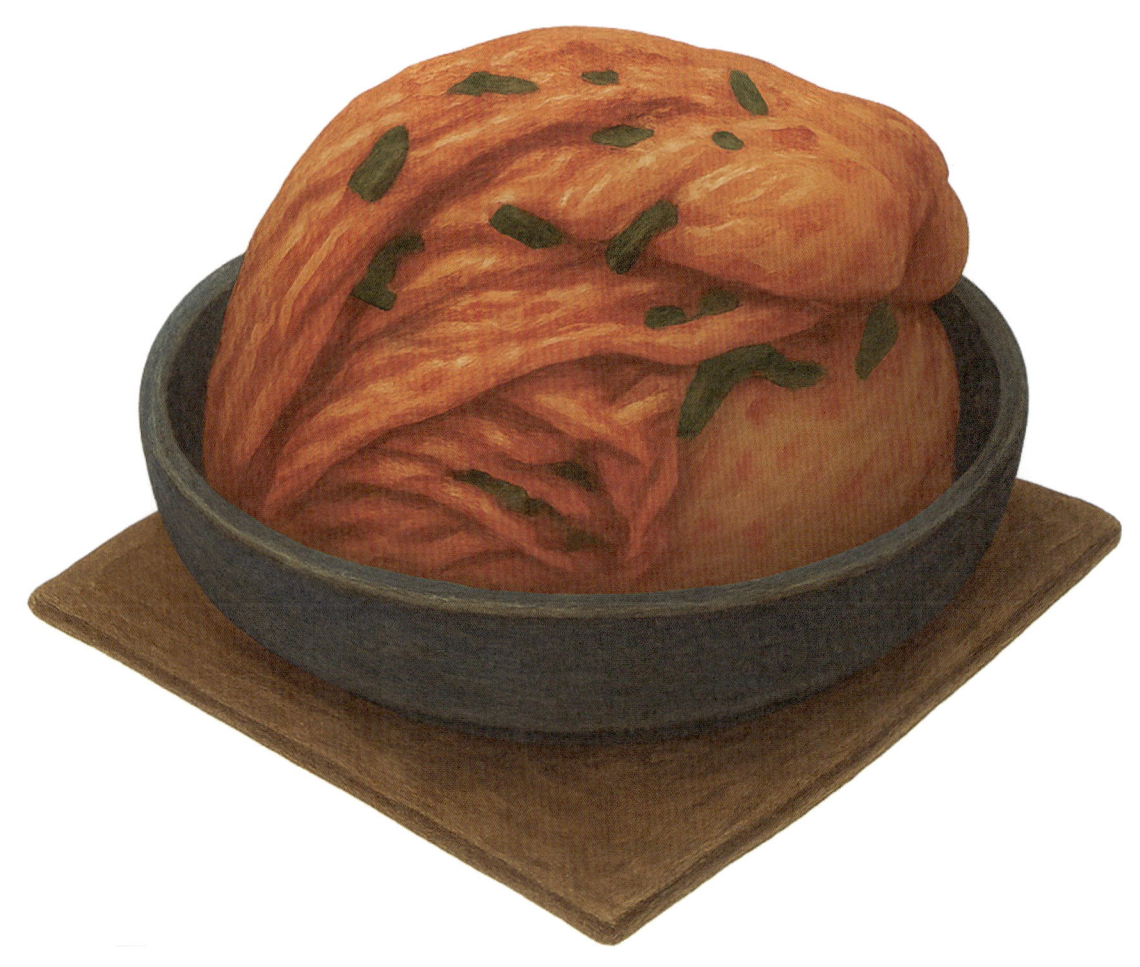

김장김치

김치는 우리나라를 대표하는 음식 중 하나입니다.
한겨울에도 싱싱한 채소를 먹을 수 있도록 독특한 보존과 저장 방식을 사용한 김치는 우리 조상들의 지혜가 가득 담겨 있는 음식입니다.

알록달록 예쁘고 아름답게 색칠해 보세요.

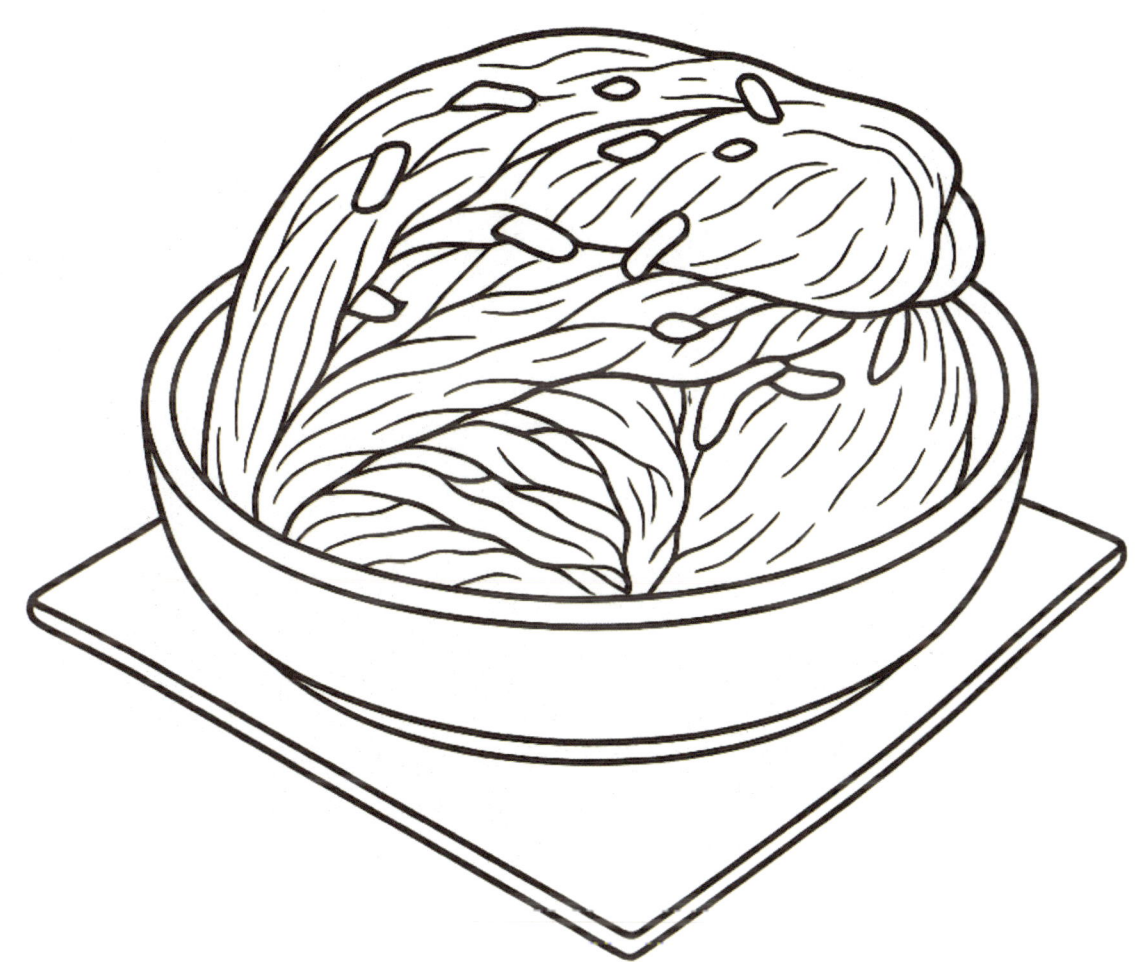

색칠하며 떠오르는 맛

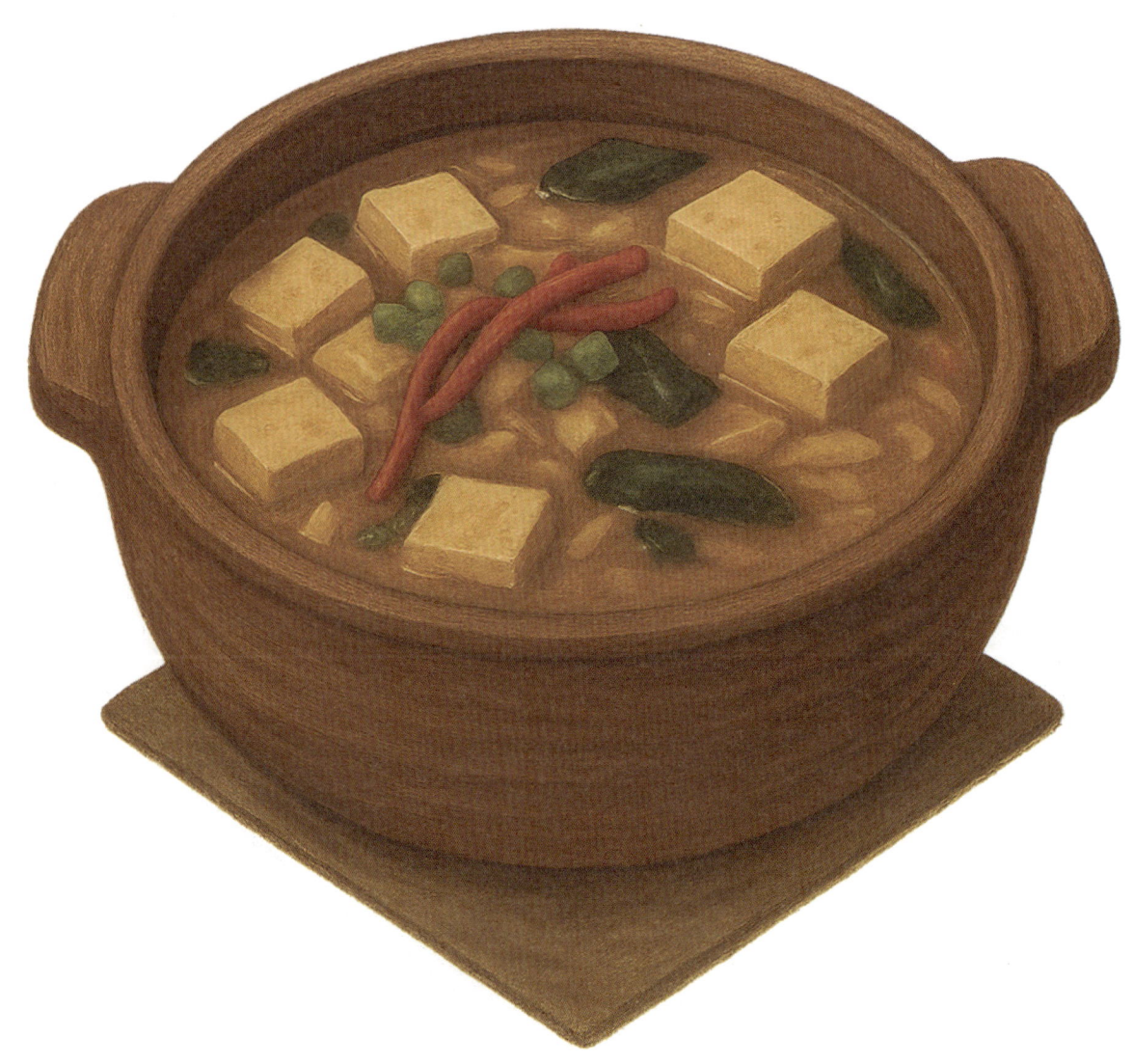

된장찌개

물에 된장을 풀고 소고기나 조개류로 국물 맛을 내면서 두부, 감자, 호박 등의 재료를 넣어 끓인 음식입니다.
된장찌개는 집밥에 대한 향수를 대변하는 음식 중 하나이지요.

알록달록 예쁘고 아름답게 색칠해 보세요.

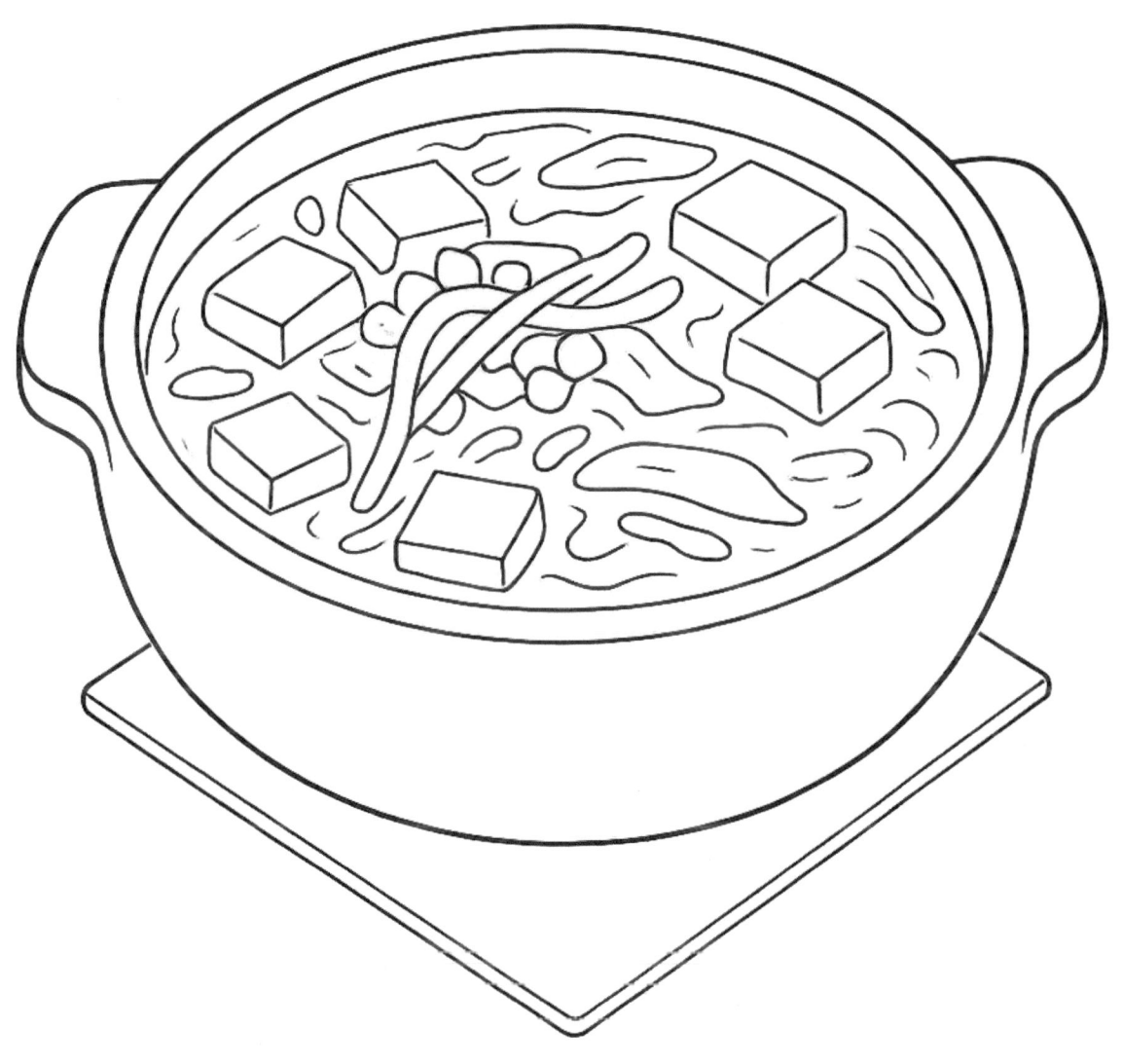

색칠하며 떠오르는 맛

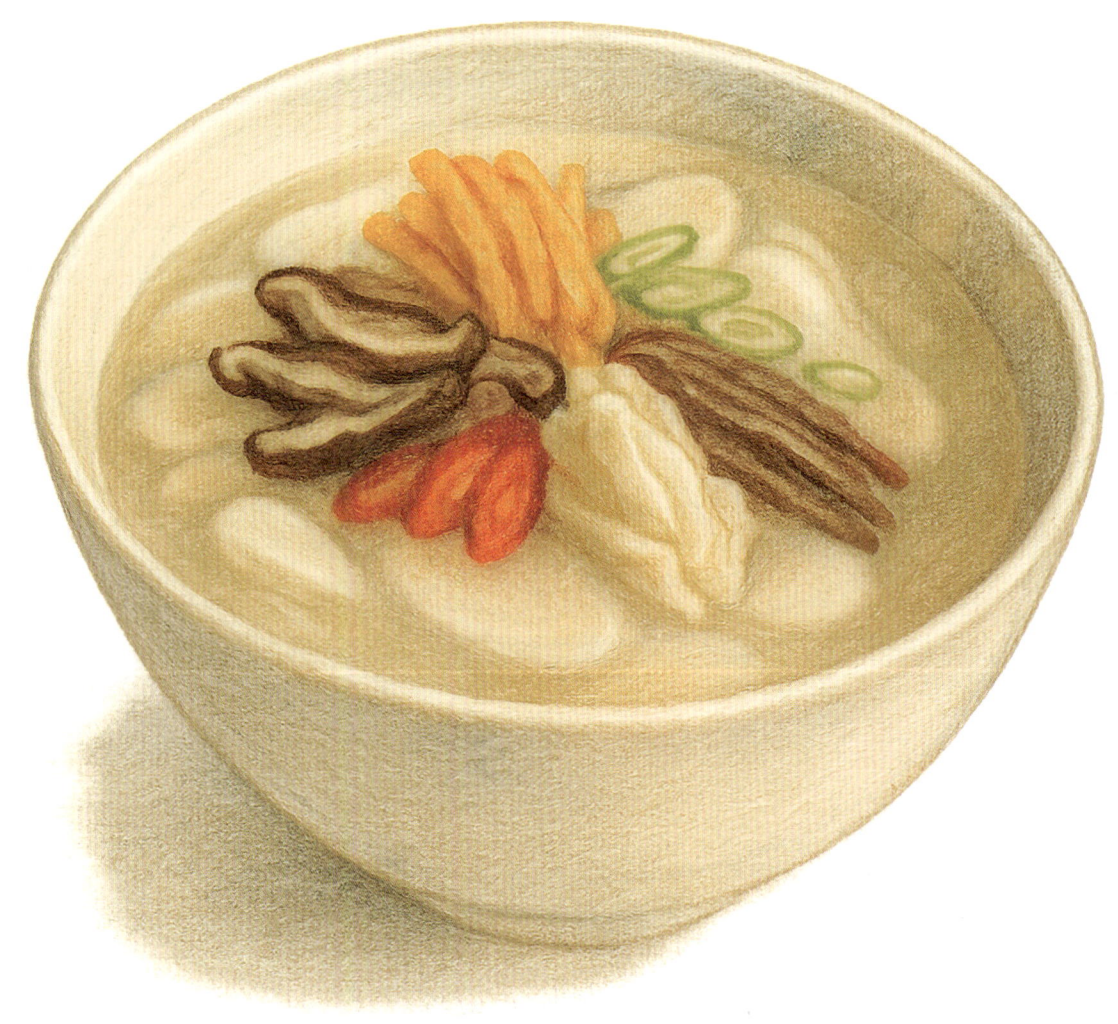

떡국
떡국은 가래떡을 어슷썰기로 얇게 썰어 맑은장국에 넣고 끓인 음식입니다.
주로 설날에 먹지요.

알록달록 예쁘고 아름답게 색칠해 보세요.

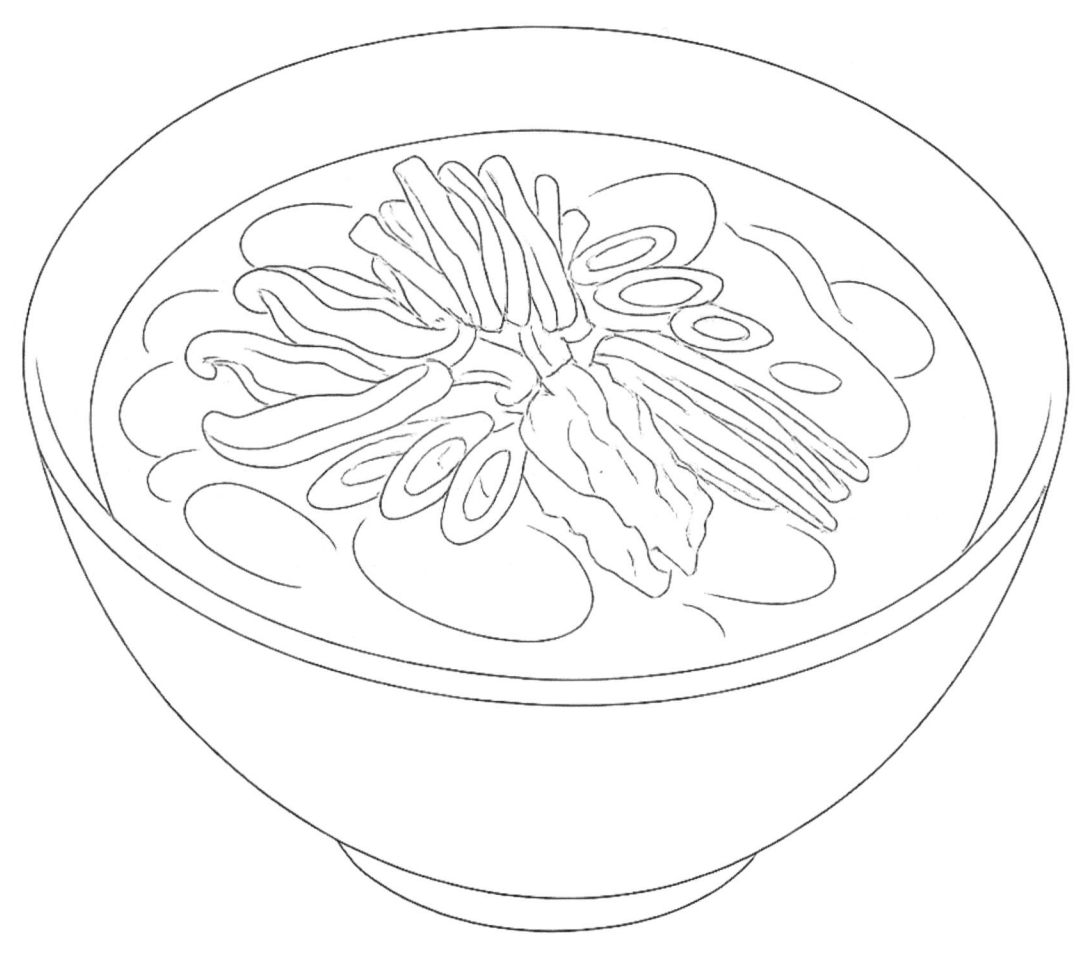

색칠하며 떠오르는 맛

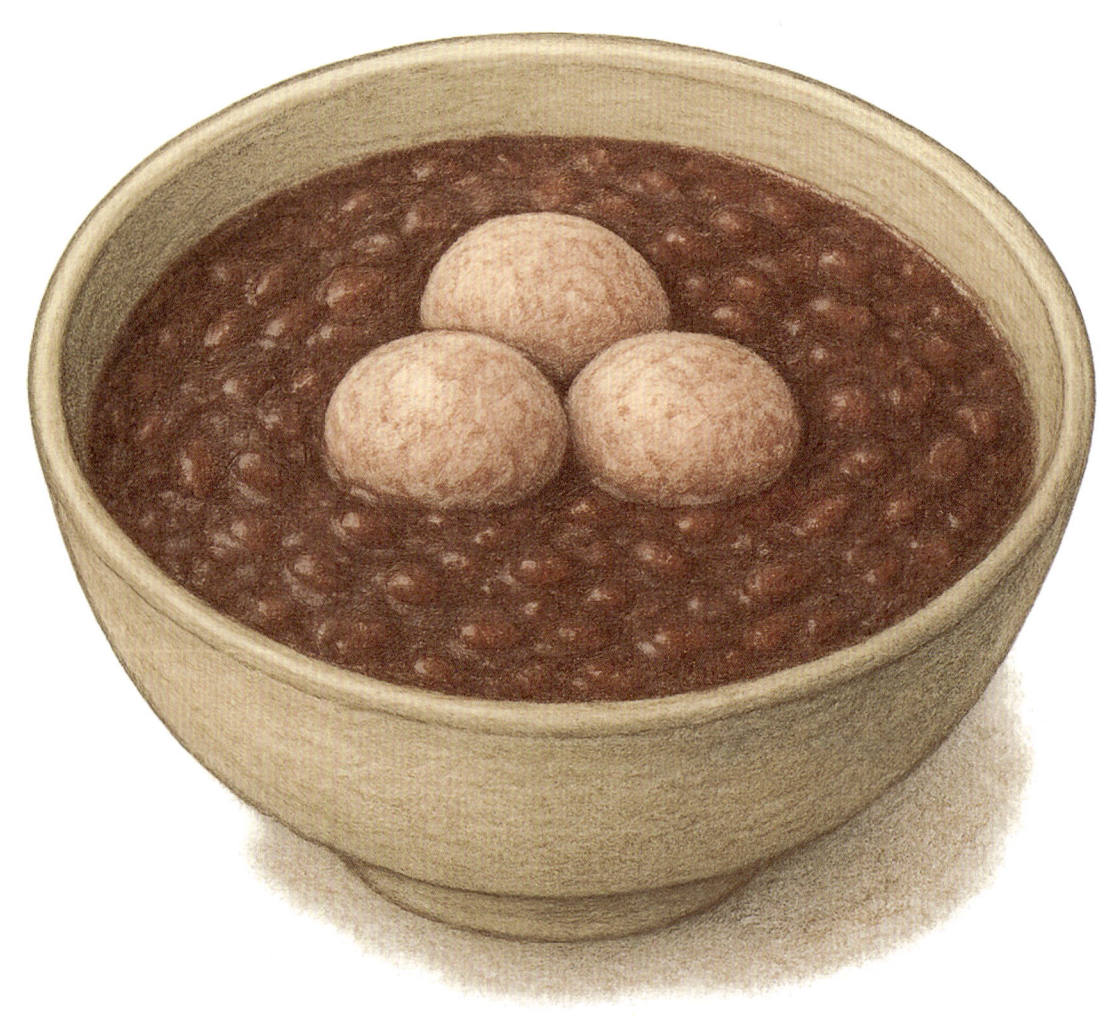

동지팥죽
동지팥죽은 동짓날에 찹쌀 새알심을 넣고 쑤어 먹는 팥죽으로, 액을 막고 잡귀를 쫓는다고 하여 대문에 뿌리기도 했습니다.

알록달록 예쁘고 아름답게 색칠해 보세요.

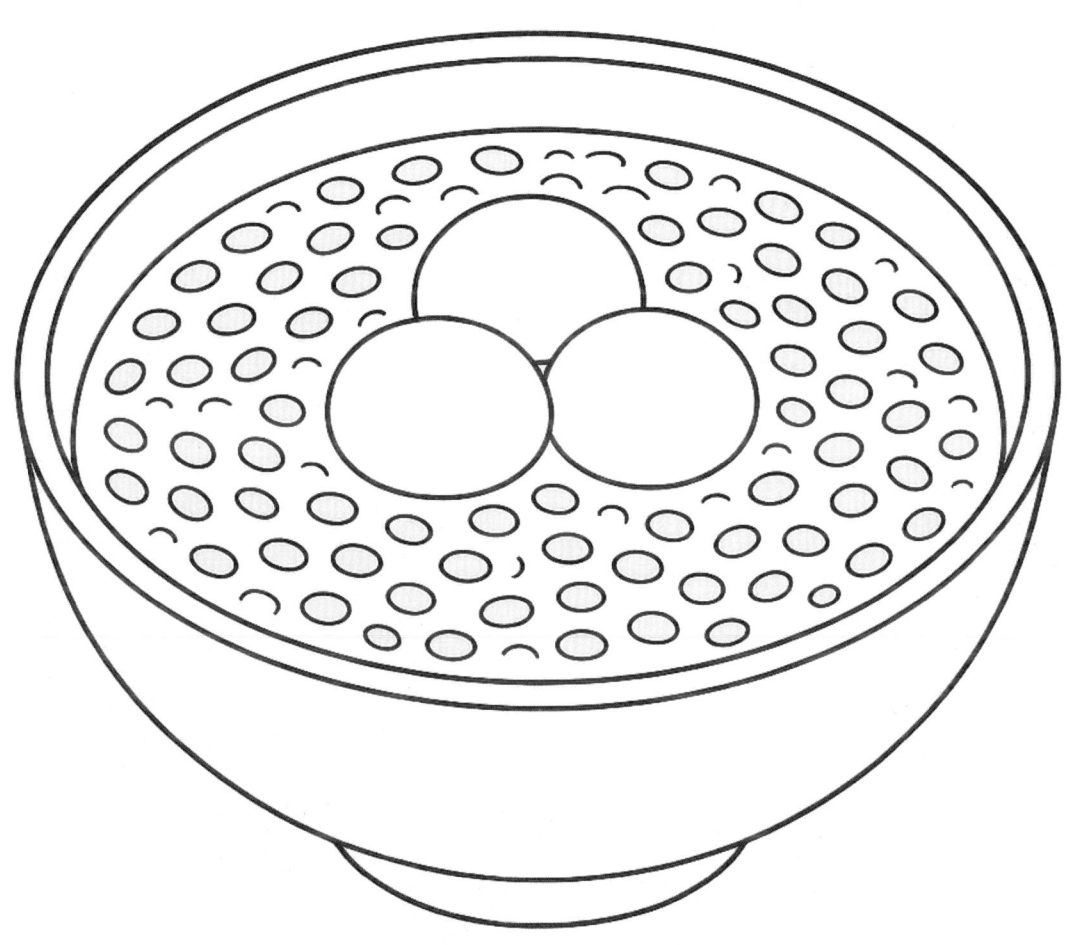

색칠하며 떠오르는 맛

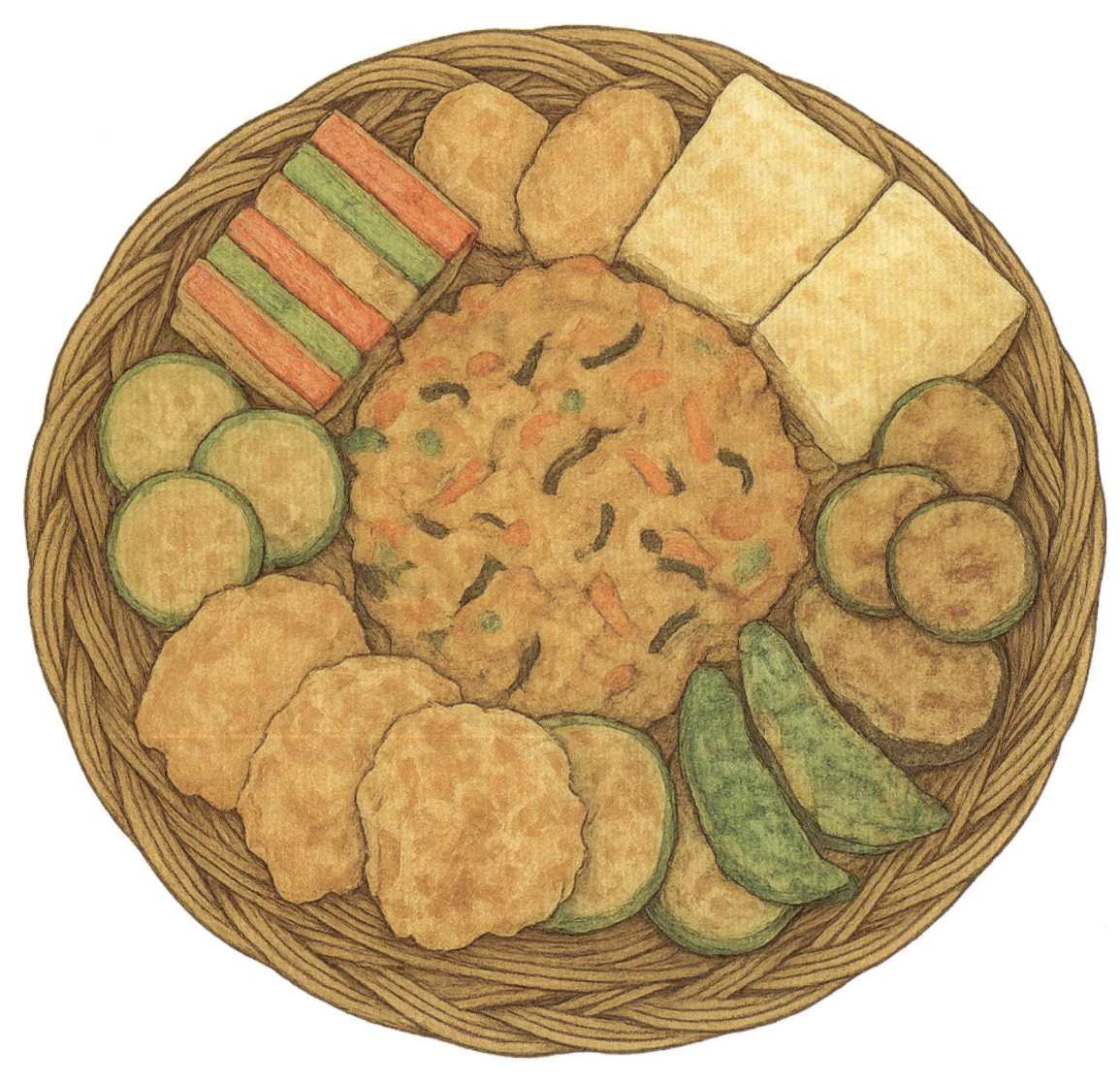

모둠전
고기, 생선, 채소 등의 다양한 재료에 밀가루와 계란물을 입혀 부친 전을 색깔을 맞추어 보기 좋게 담아낸 음식입니다.
명절에 많이 먹는 음식 중 하나입니다.

알록달록 예쁘고 아름답게 색칠해 보세요.

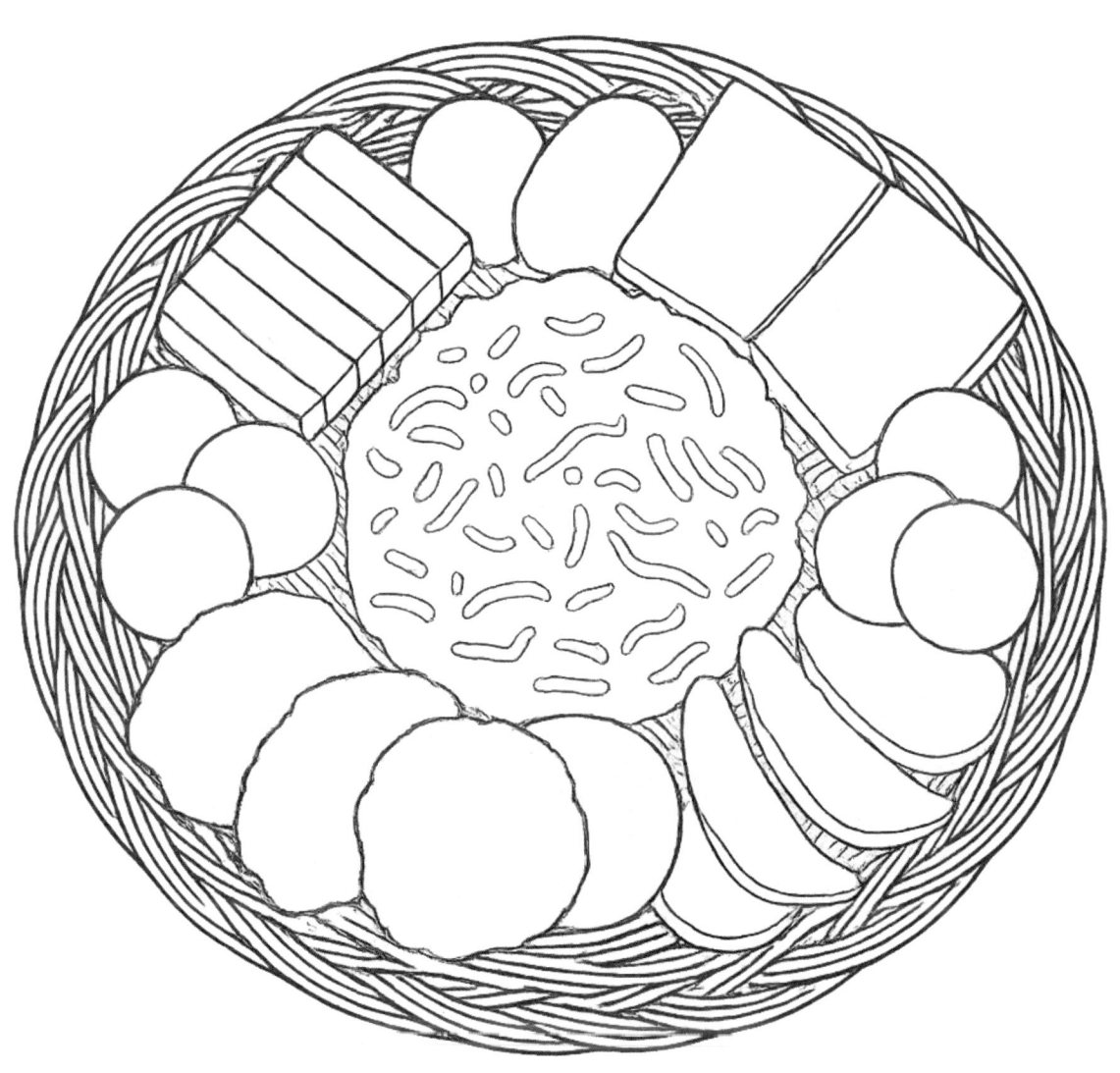

색칠하며 떠오르는 맛

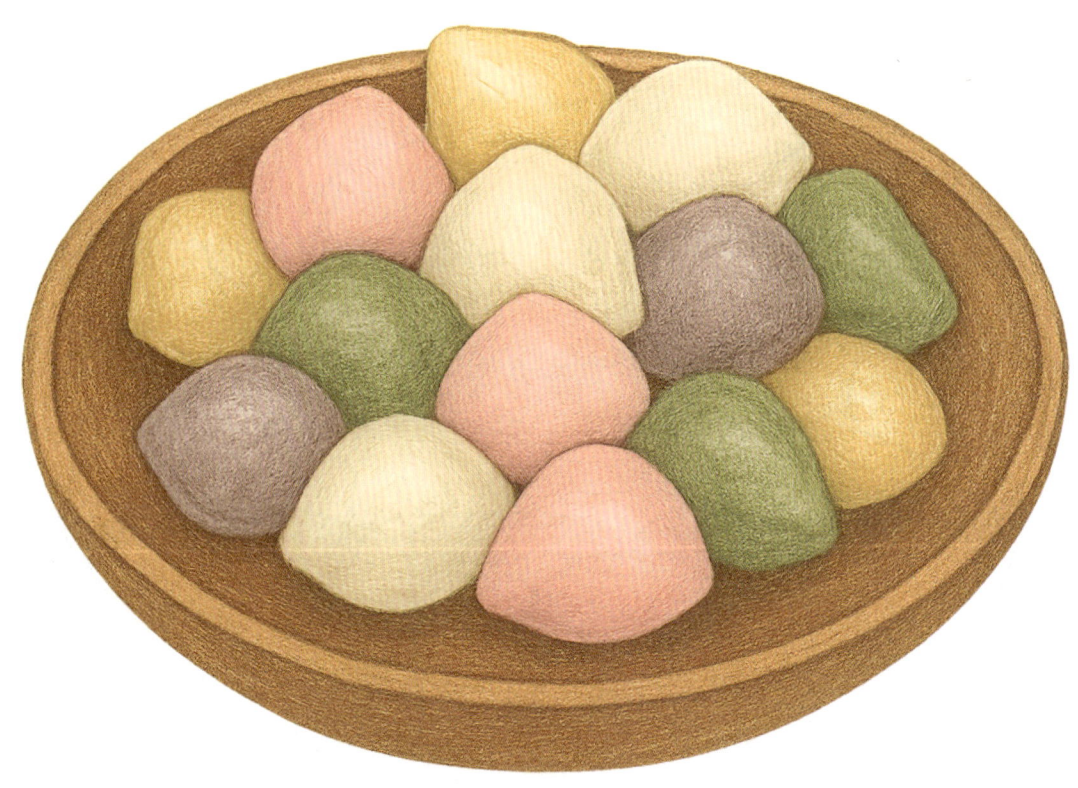

송편
추석 때 먹는 송편은 멥쌀가루를 익반죽하여 팥, 콩, 대추, 깨 등을 소에 넣고
반달이나 모시조개 모양으로 빚어 솔잎을 깔고 찐 떡입니다.

알록달록 예쁘고 아름답게 색칠해 보세요.

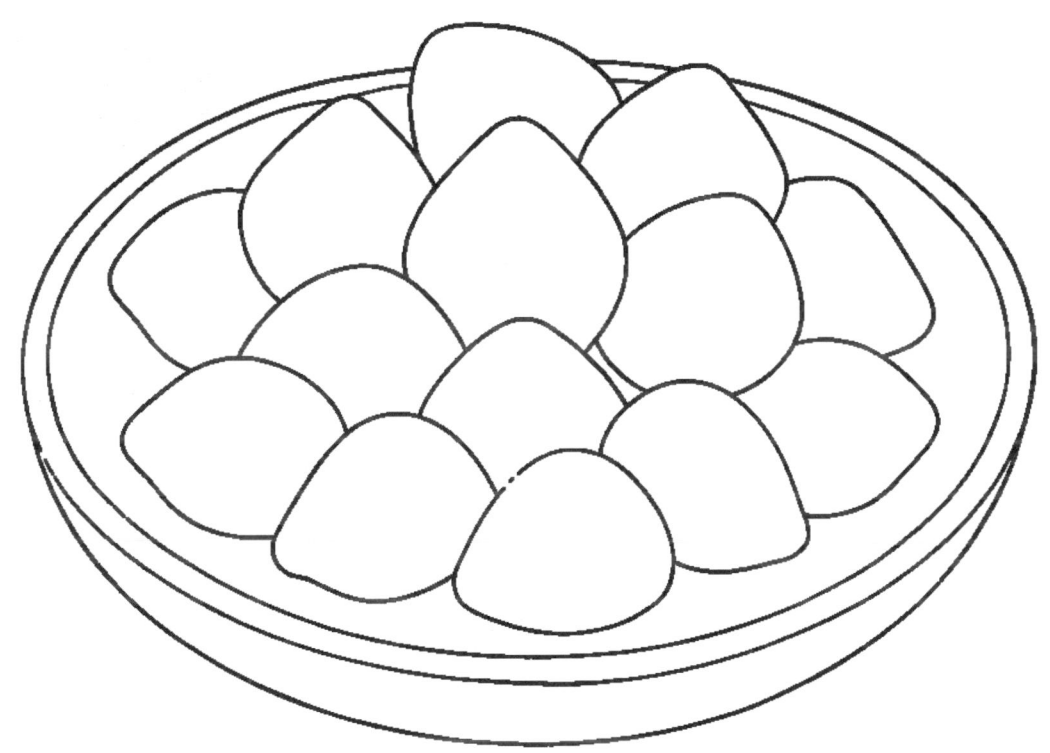

◆ 색칠하며 떠오르는 맛 ◆

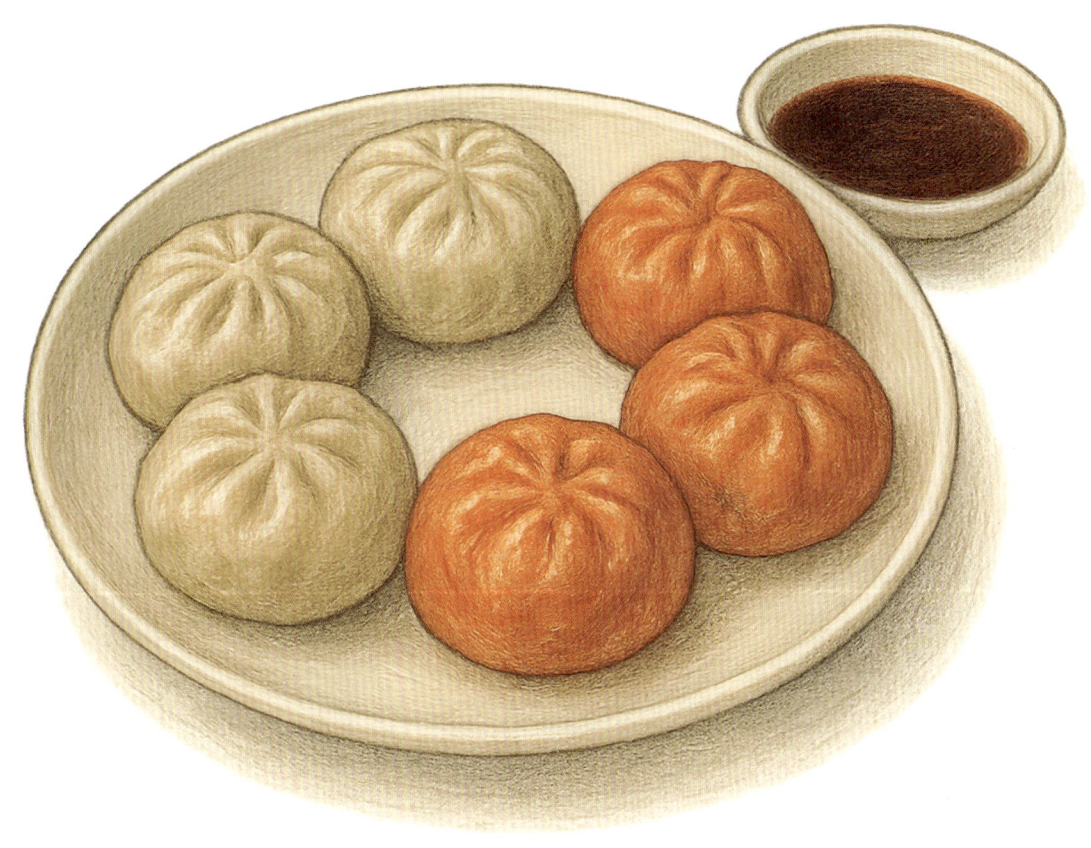

만두
밀가루나 메밀가루 반죽으로 껍질을 만들어 고기, 두부, 김치 등으로 버무린 소를 넣고 찌거나 튀긴 음식입니다.
만두를 넣어 국을 만들기도 하고, 찌거나 구워 먹는 등 다양하게 요리해서 먹는 음식입니다.

알록달록 예쁘고 아름답게 색칠해 보세요.

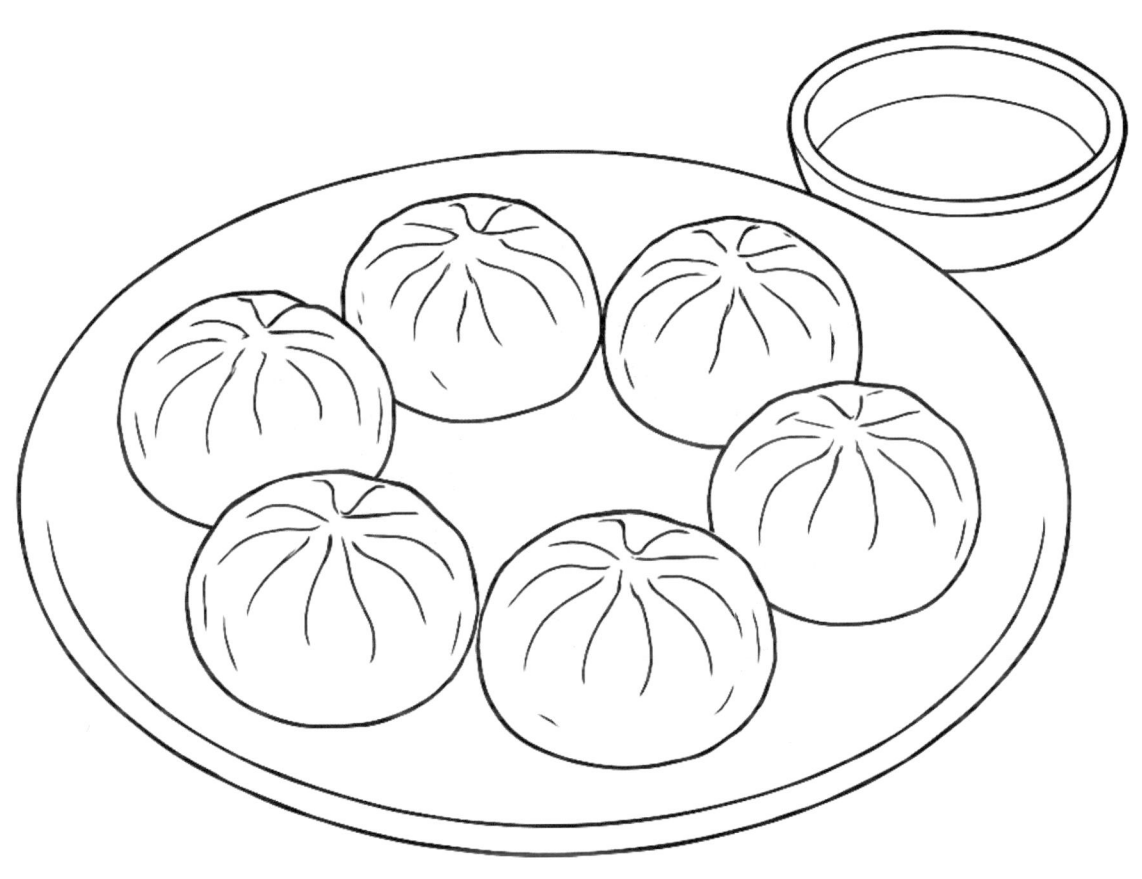

| 색칠하며 떠오르는 맛 |

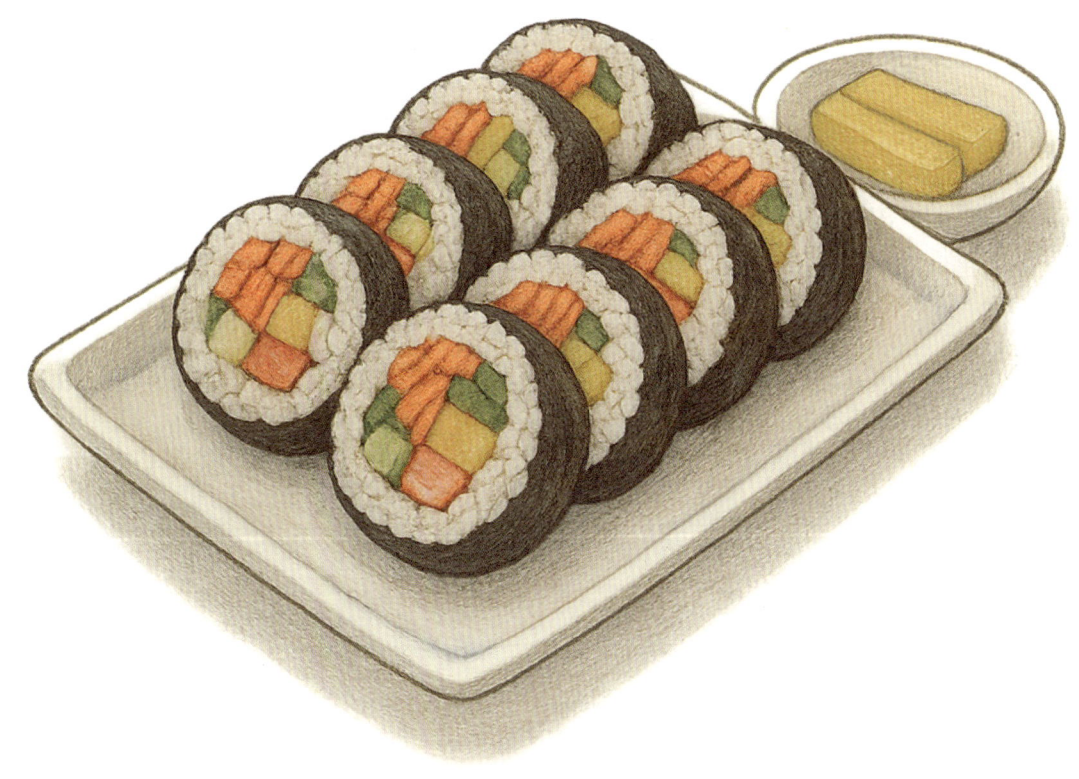

김밥

김밥은 김 위에 밥을 펴놓고 시금치, 계란, 단무지, 오이, 우엉, 햄, 소고기, 참치, 멸치 등 여러 가지 재료로 소를 넣어 돌돌 말아 싼 음식입니다.

간단하게 먹을 수 있어서 나들이 갈 때 즐겨 먹는 음식 중 하나이지요.

알록달록 예쁘고 아름답게 색칠해 보세요.

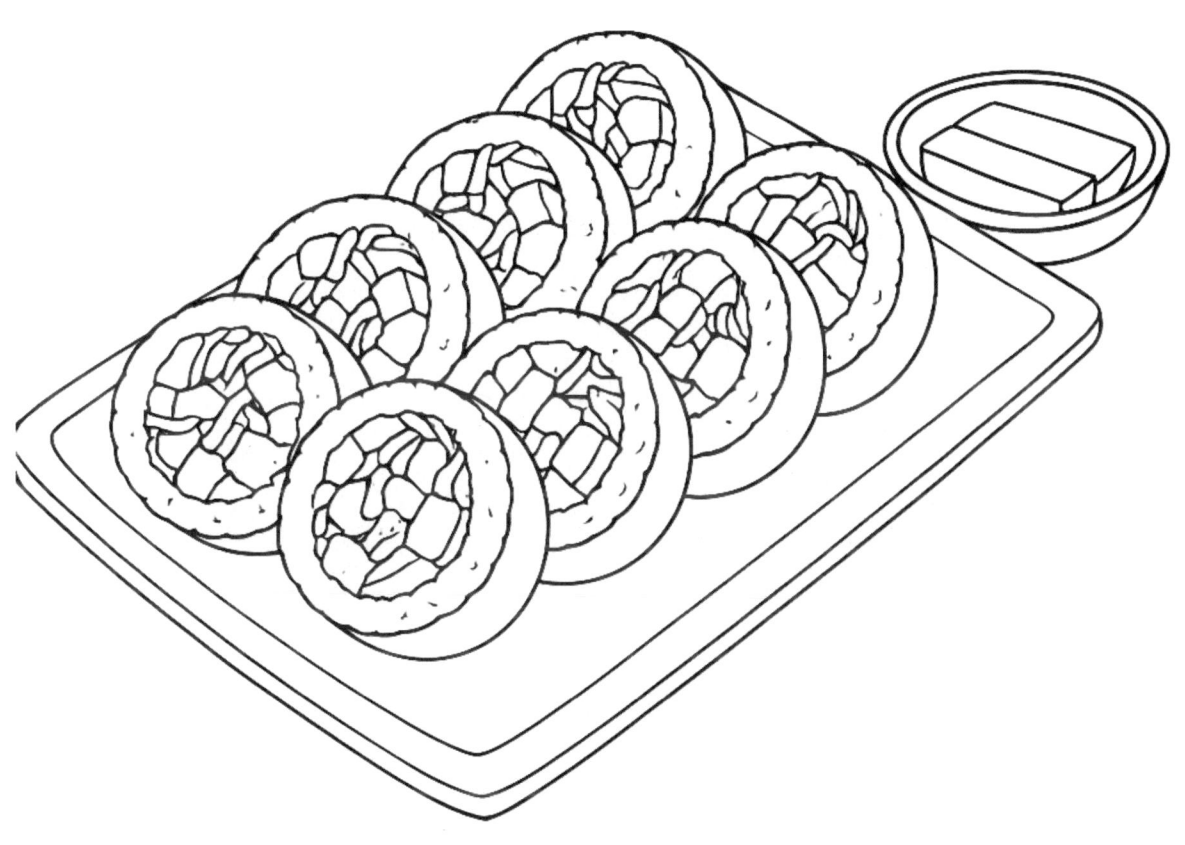

| 색칠하며 떠오르는 맛 |

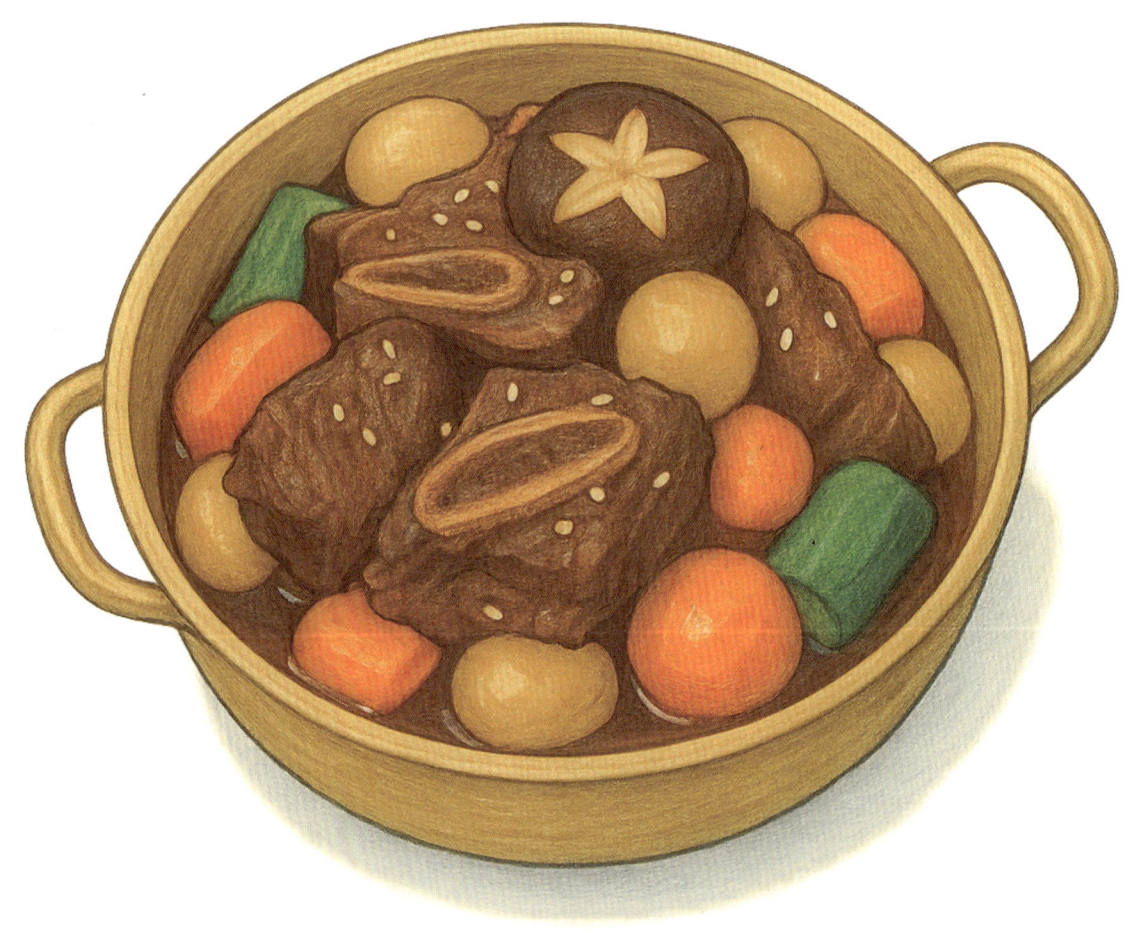

갈비찜
돼지나 소의 갈비를 양념 간을 하여 국물을 바짝 조린 음식입니다.
외국인들도 선호하는 우리나라의 대표적인 고기 요리입니다.

알록달록 예쁘고 아름답게 색칠해 보세요.

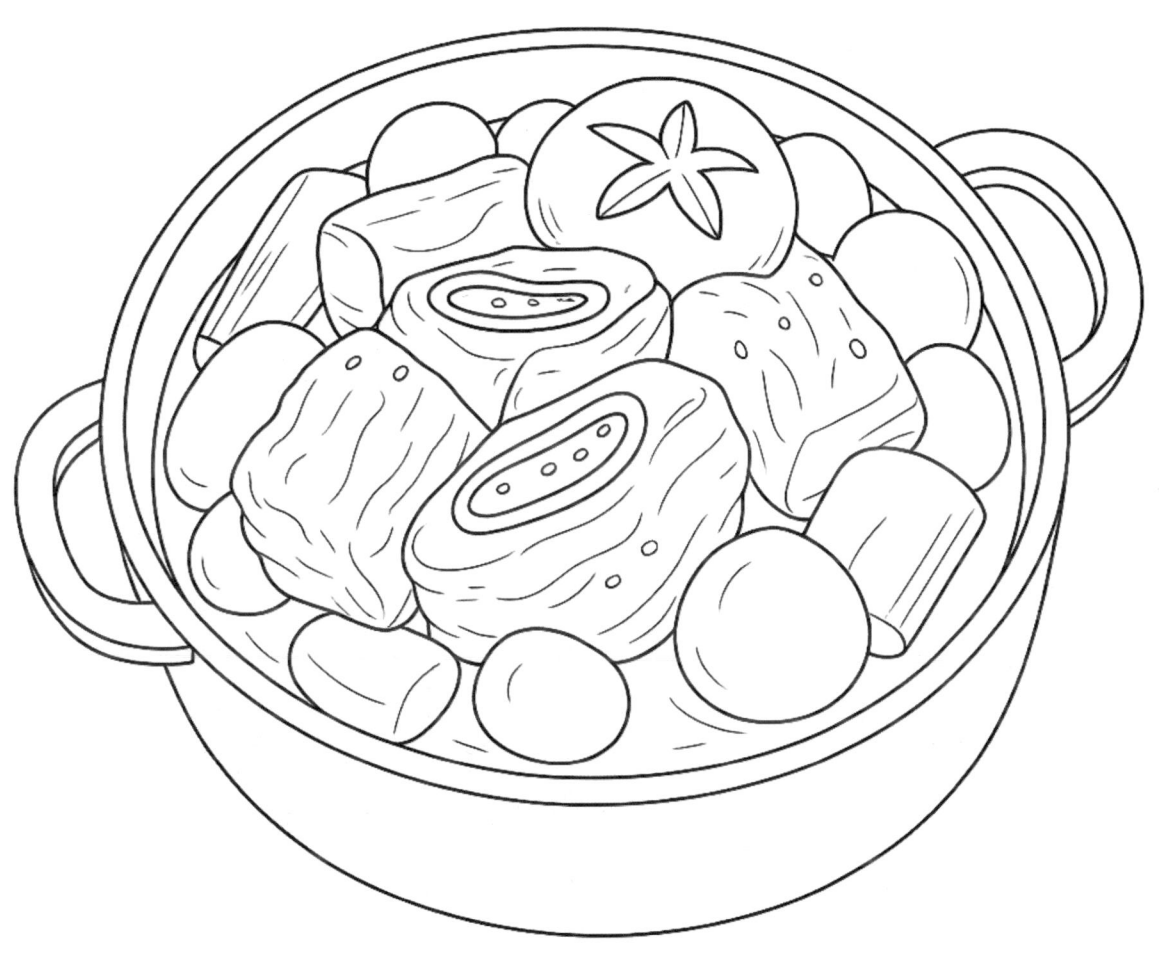

색칠하며 떠오르는 맛

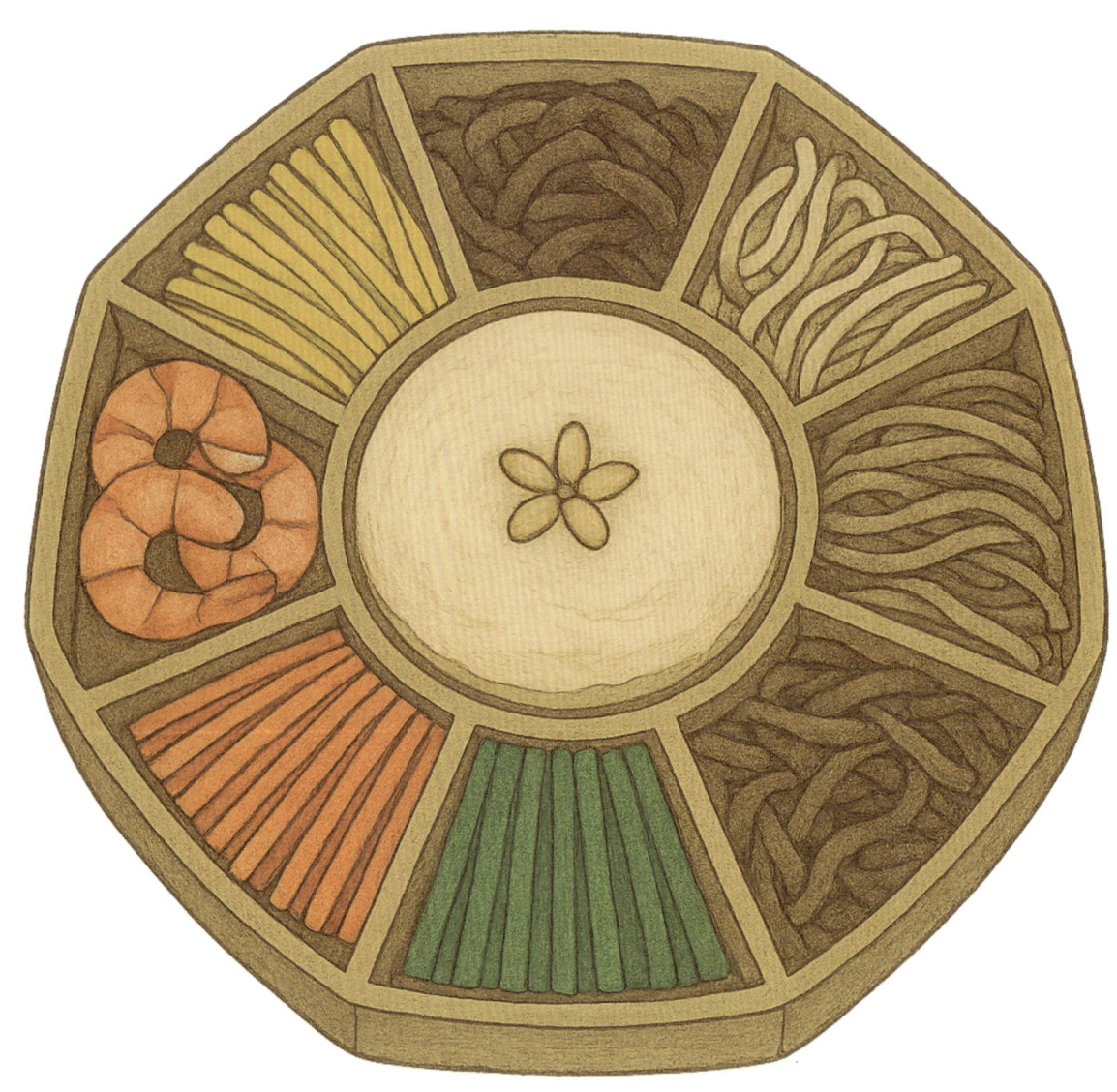

구절판
구절판은 팔각형의 찬합에 아홉가지 요리를 넣은 음식입니다.
찬합에 담긴 음식을 밀전병에 싸서 먹어요.

알록달록 예쁘고 아름답게 색칠해 보세요.

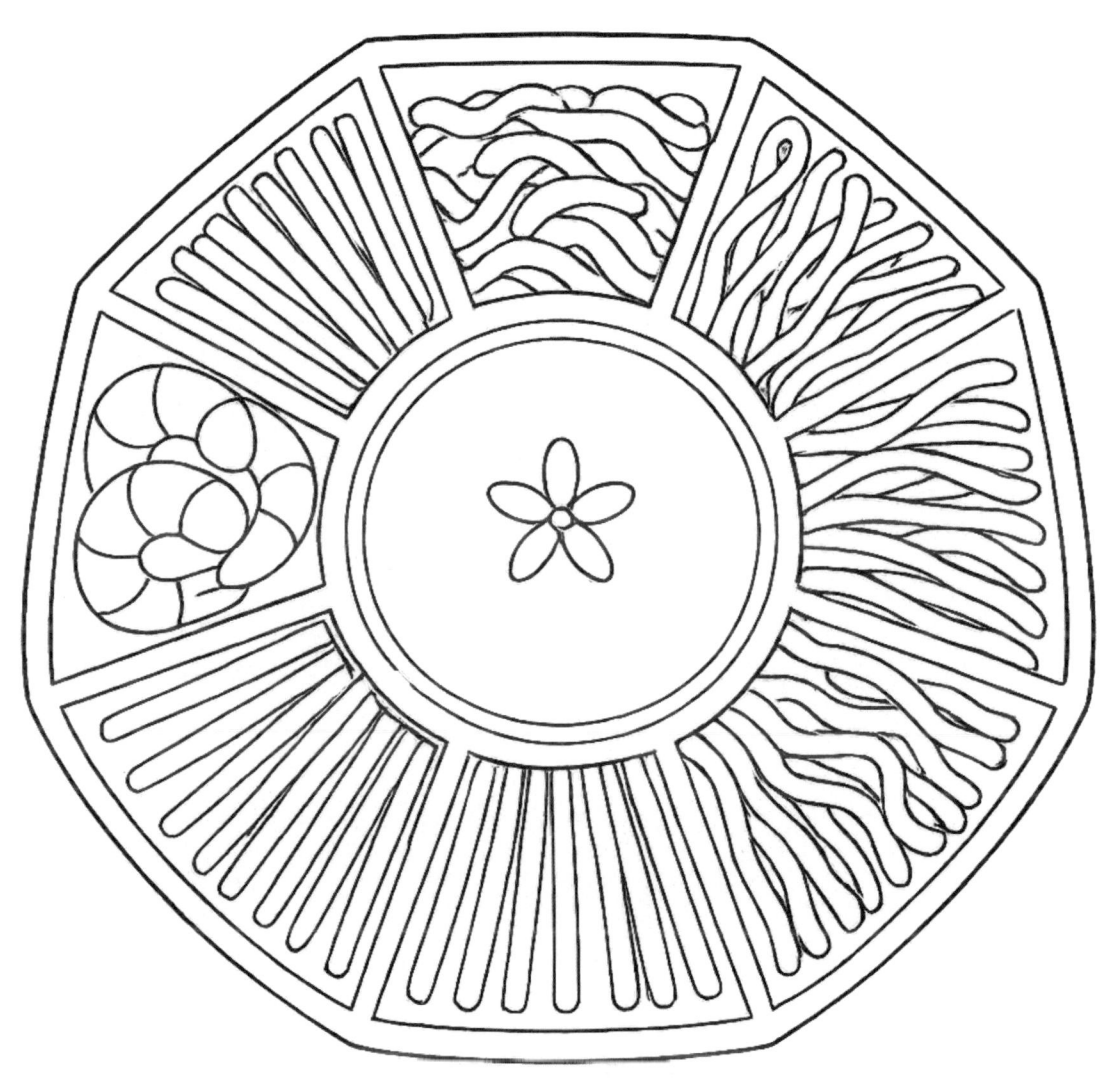

색칠하며 떠오르는 맛

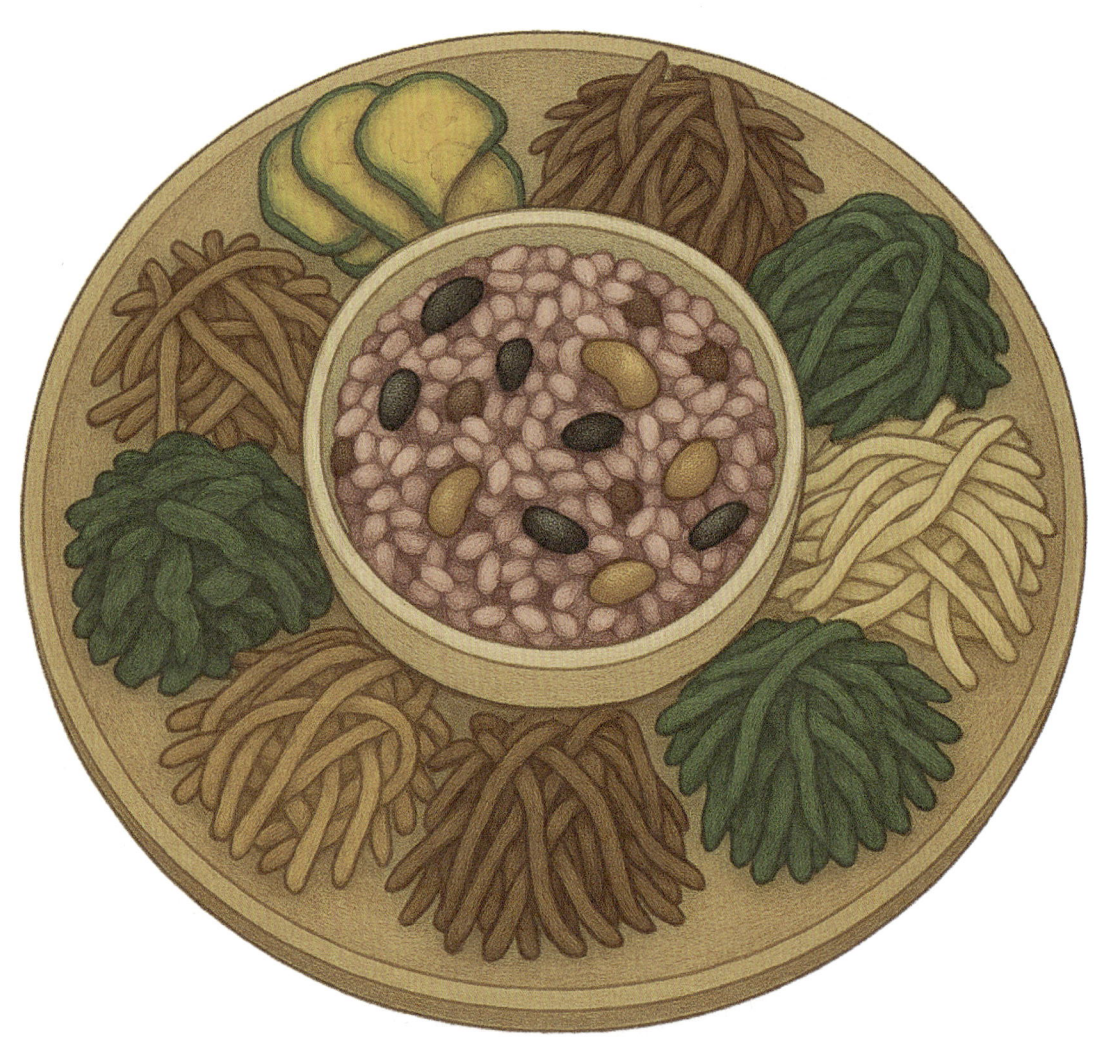

오곡밥과 나물

오곡밥은 찹쌀에 기장, 검정콩, 붉은팥, 찰수수를 섞어 지은 밥으로,
음력 정월 보름에 나물과 함께 먹습니다.

알록달록 예쁘고 아름답게 색칠해 보세요.

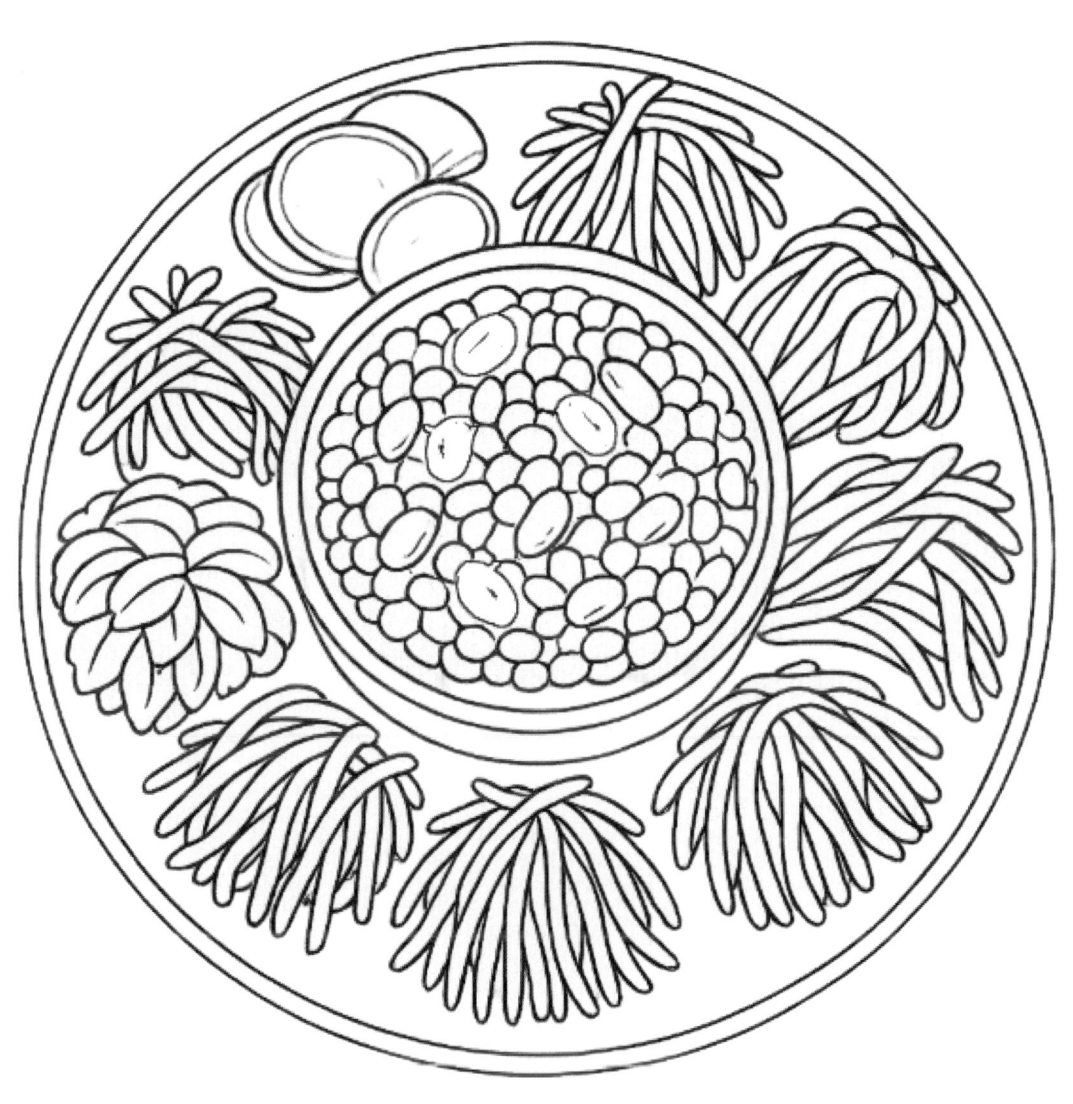

색칠하며 떠오르는 맛

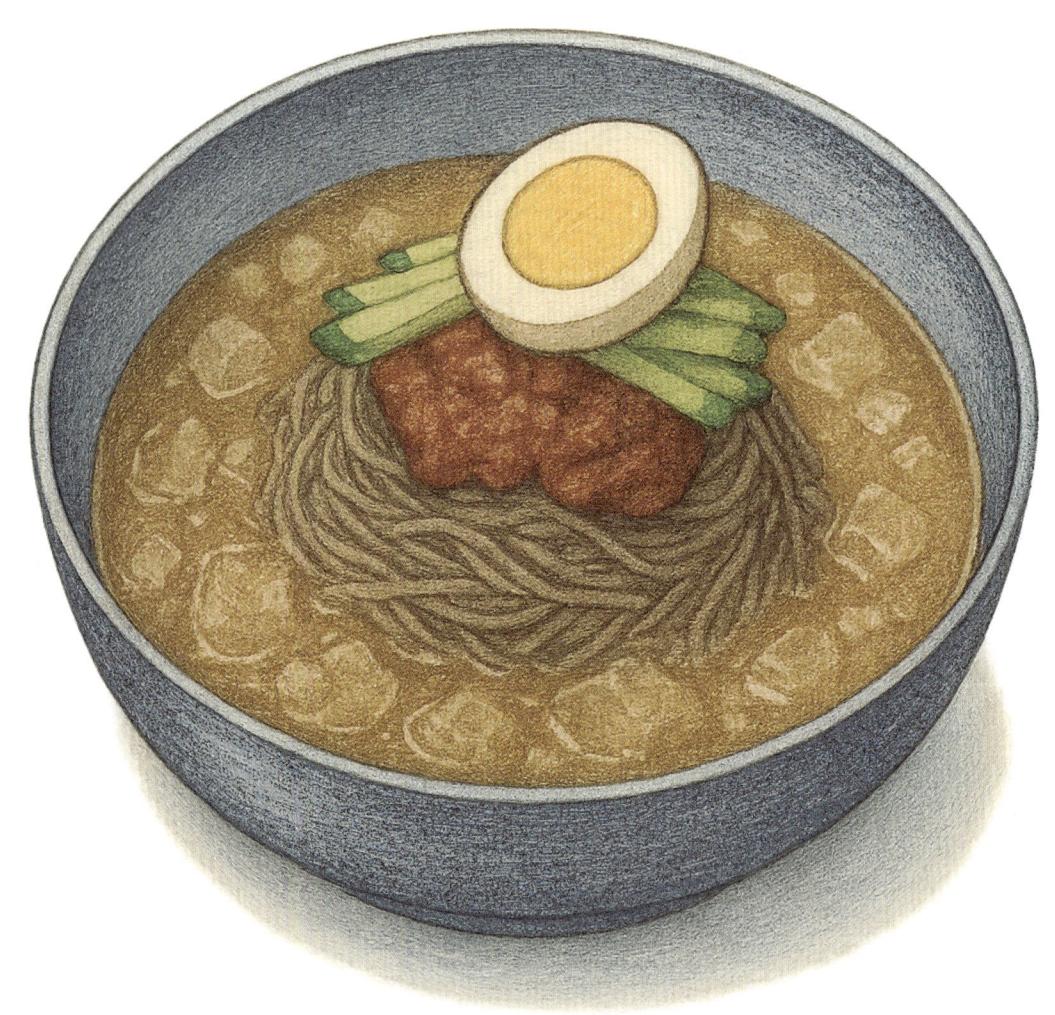

냉면

삶은 국수를 찬 육수에 넣어 양념과 고명을 얹은 전통적인 한국 국수 요리입니다.

오늘날에는 여름에 즐겨 먹지만 과거 음식이 귀한 겨울철, 구황작물인 감자와 메밀 등을 이용해서 만들어 먹은 데서 유래되었습니다.

알록달록 예쁘고 아름답게 색칠해 보세요.

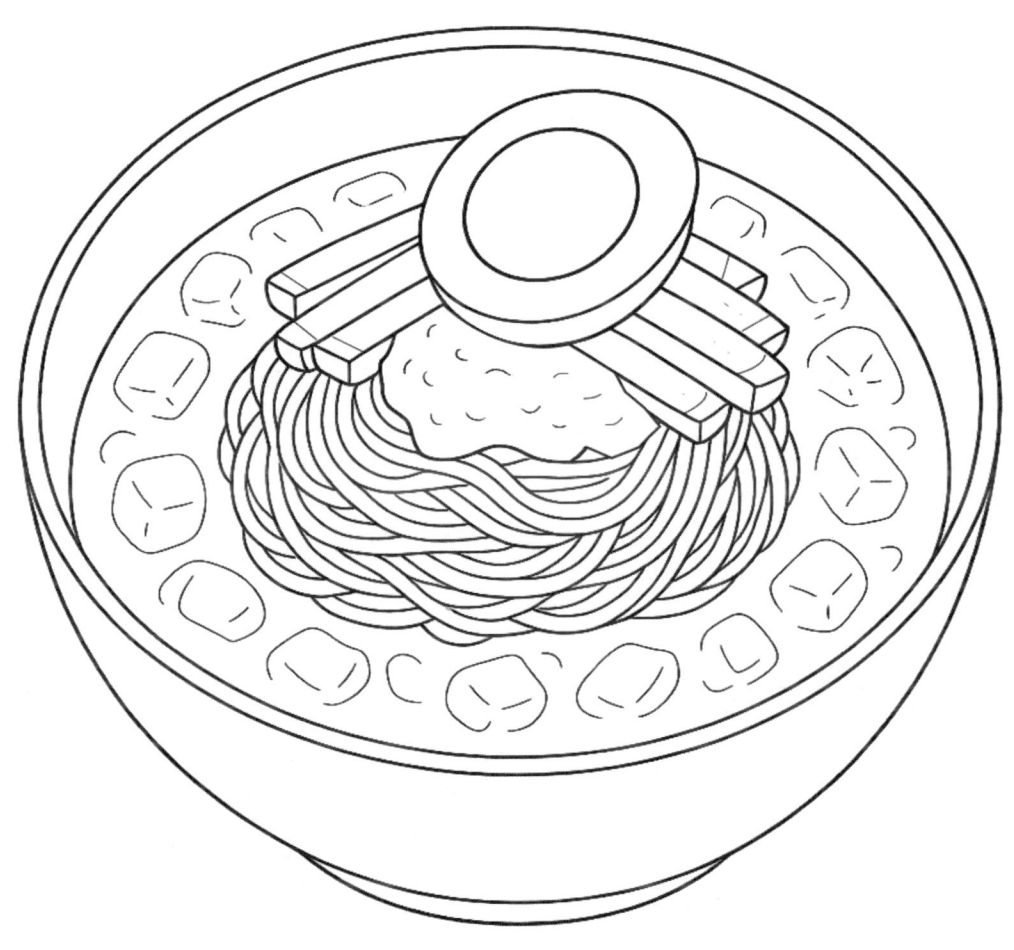

> ## 색칠하며 떠오르는 맛

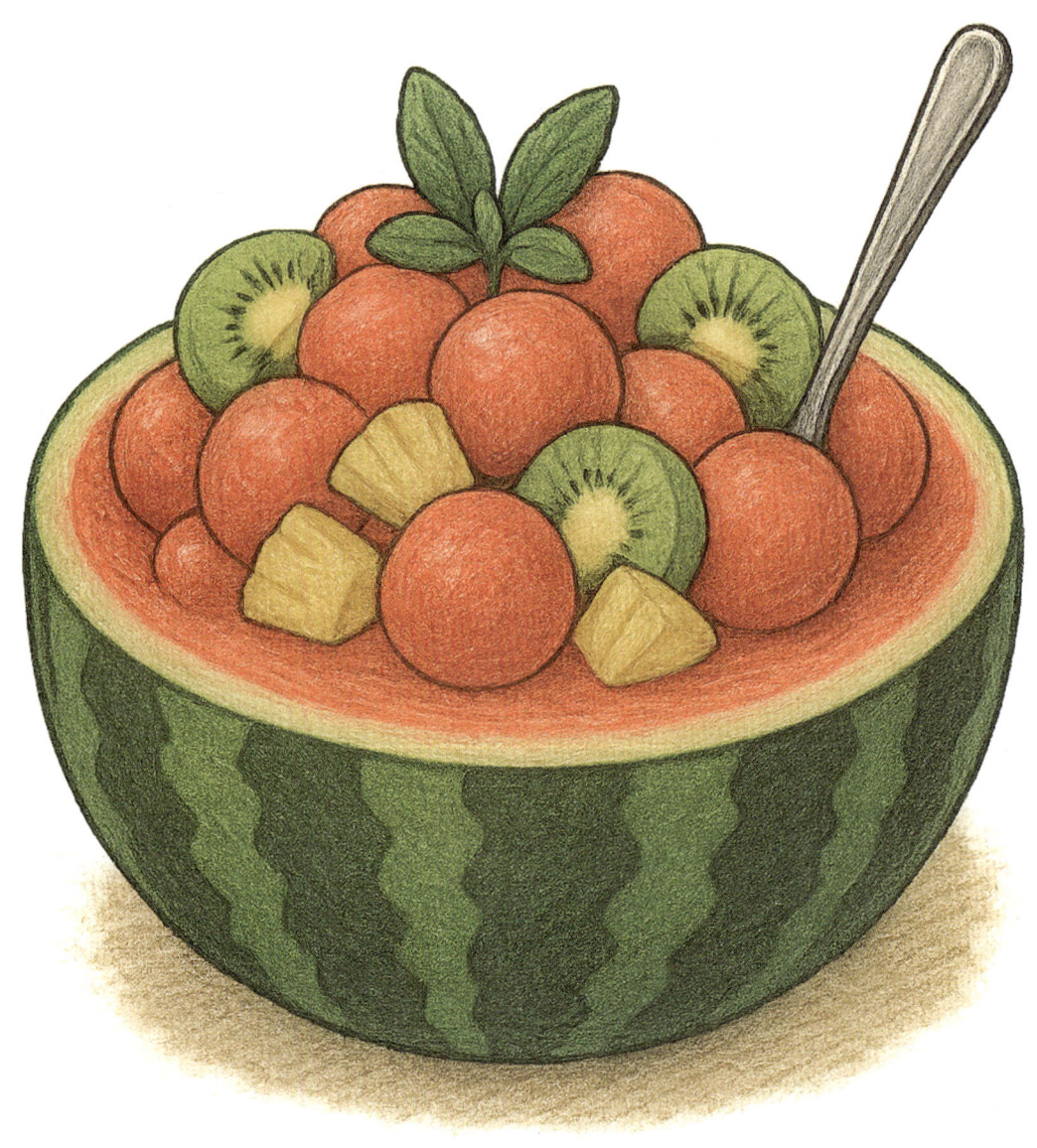

수박화채
수박을 한입에 먹기 좋을 만한 크기로 썰어 씨를 빼고 설탕을 뿌려 그릇에 담아 얼음이나 찬물에 채워 놓고 먹는 화채입니다.
여름철 별미이지요.

알록달록 예쁘고 아름답게 색칠해 보세요.

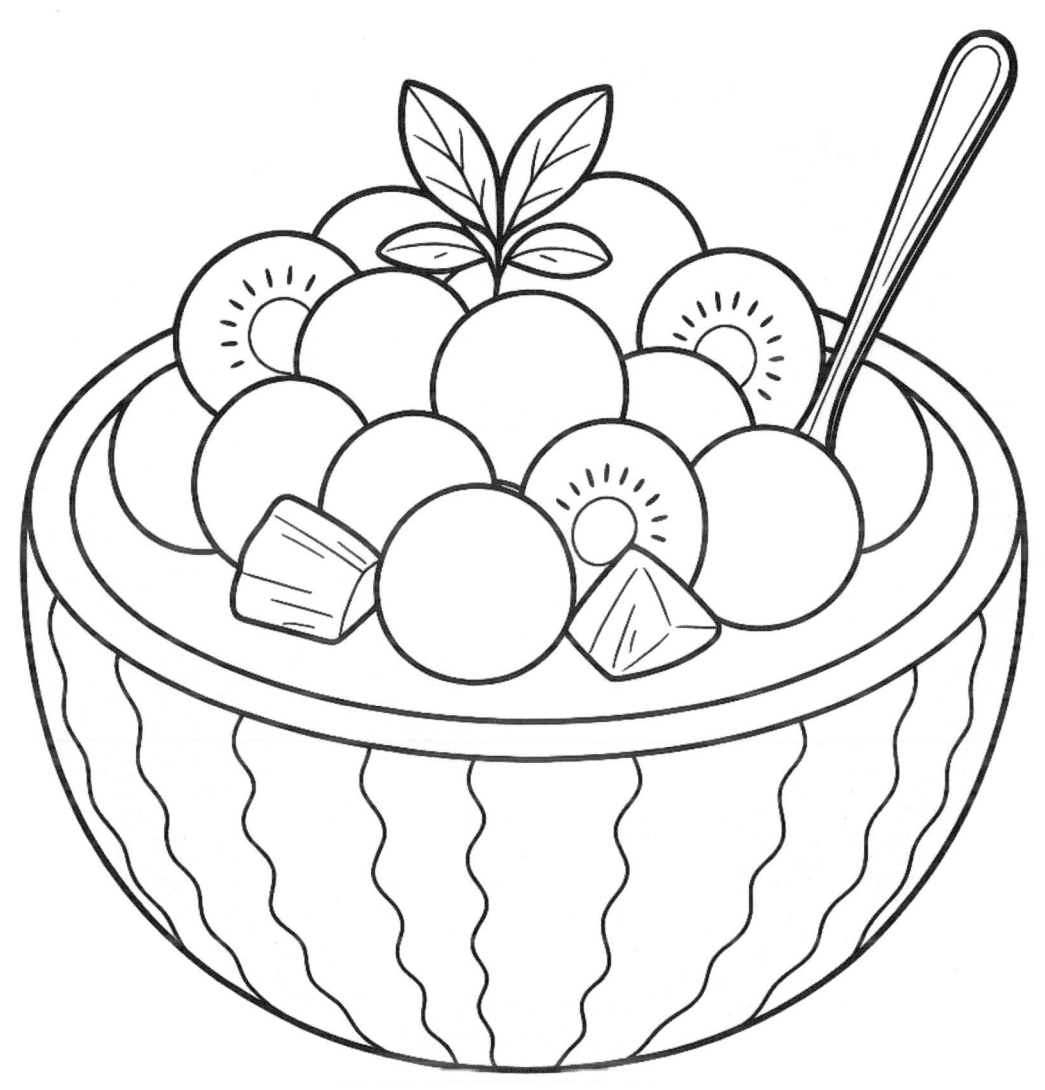

> 색칠하며 떠오르는 맛

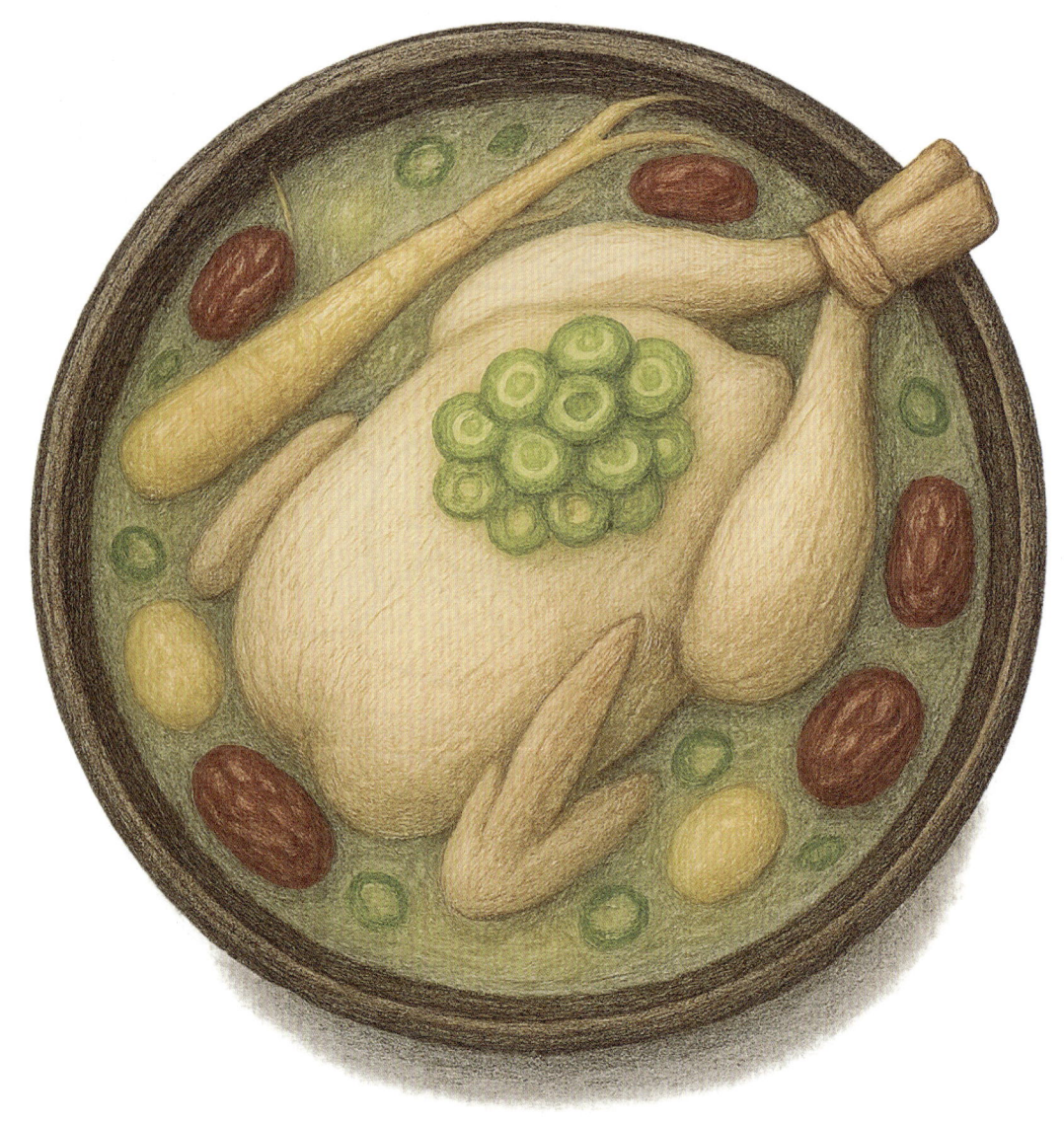

> **삼계탕**
> 삼계탕은 어린 닭의 뱃속에 찹쌀과 마늘, 대추, 인삼을 넣고 물을 부어 오래 끓인 음식입니다.
> 무더운 여름철 보신 음식으로 꼽히지요.

알록달록 예쁘고 아름답게 색칠해 보세요.

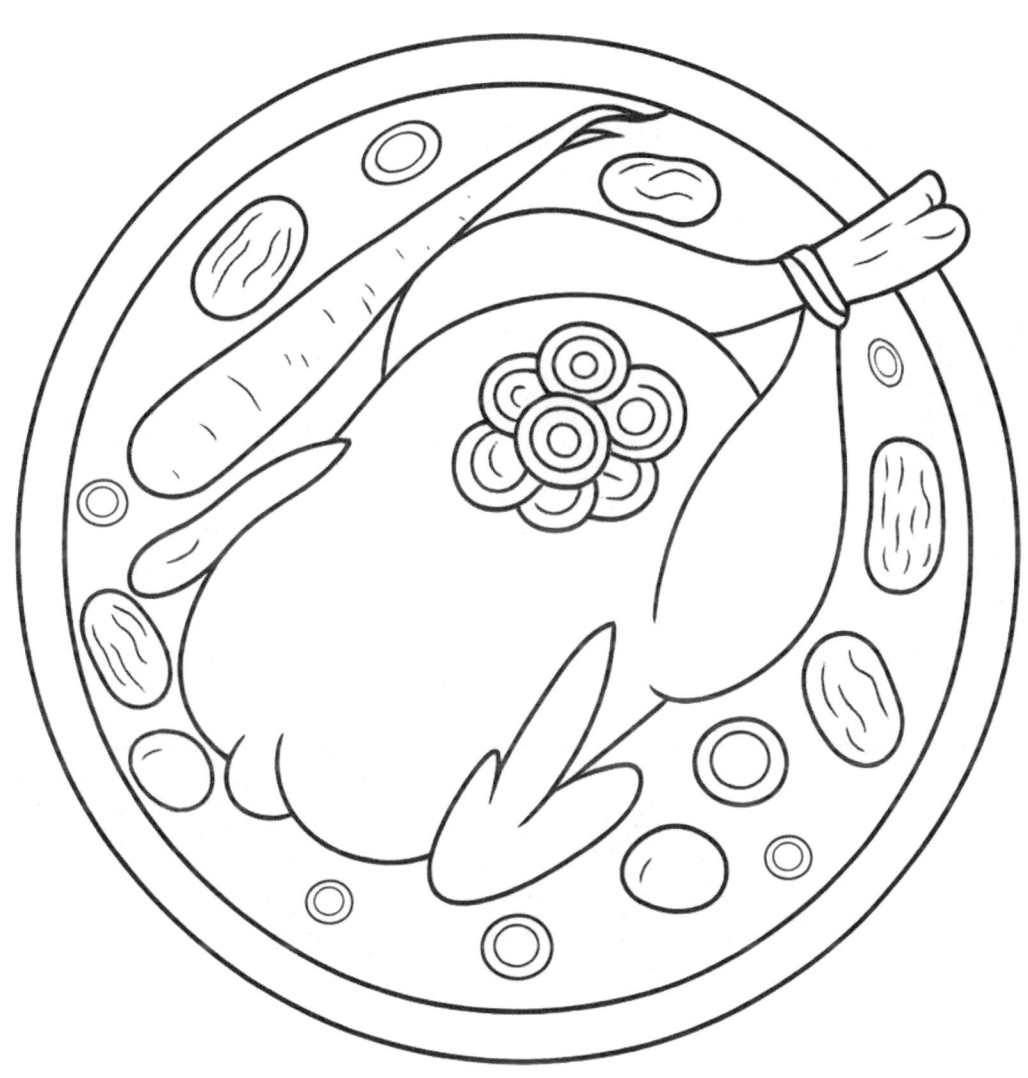

> ◆ 색칠하며 떠오르는 맛

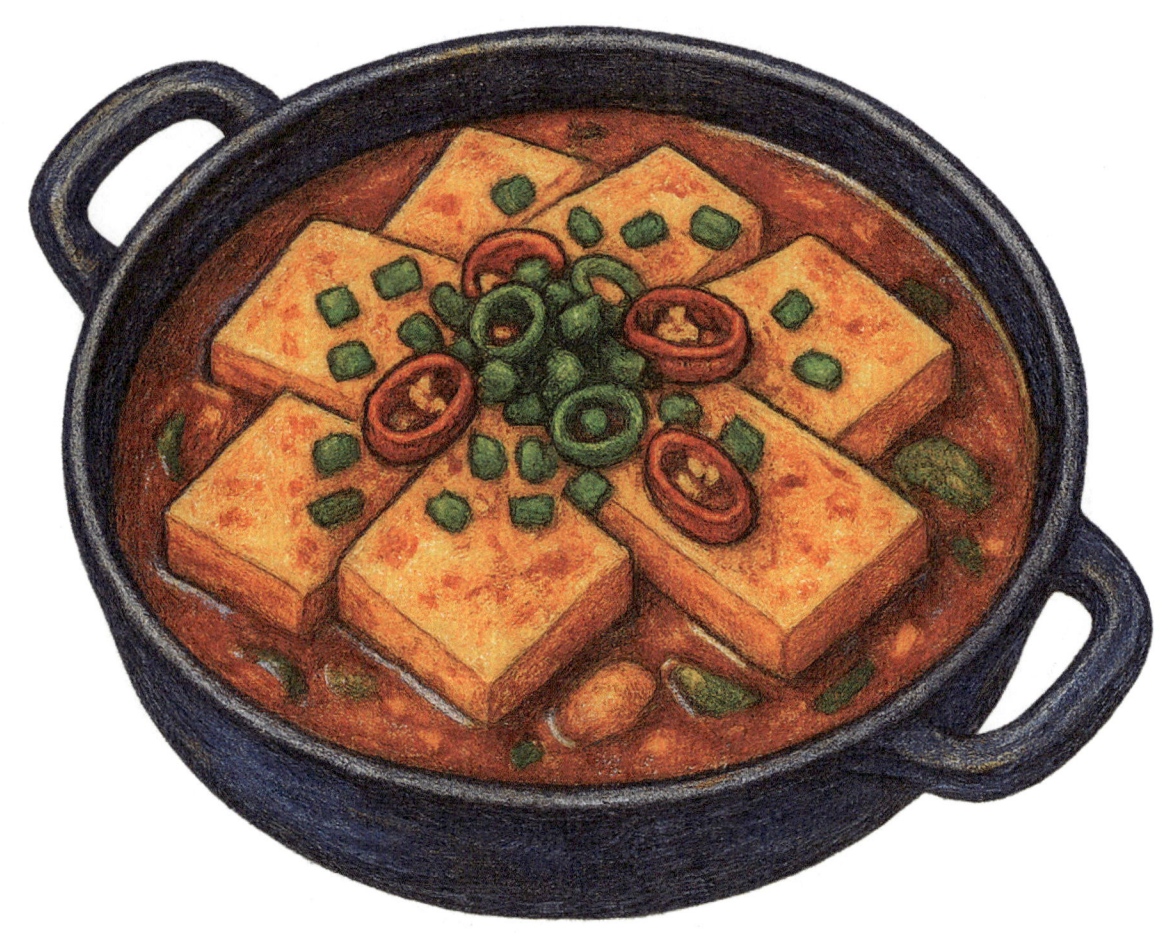

두부찌개

두부를 넣어 끓인 찌개 요리입니다. 두부찌개는 두부가 주재료인 요리지만

굴, 참치, 어묵 등의 부재료에 따라 맛이 달라지기 때문에 굴두부찌개, 참치두부찌개, 어묵두부찌개 등으로 요리의 명칭이 조금씩 달라진답니다.

알록달록 예쁘고 아름답게 색칠해 보세요.

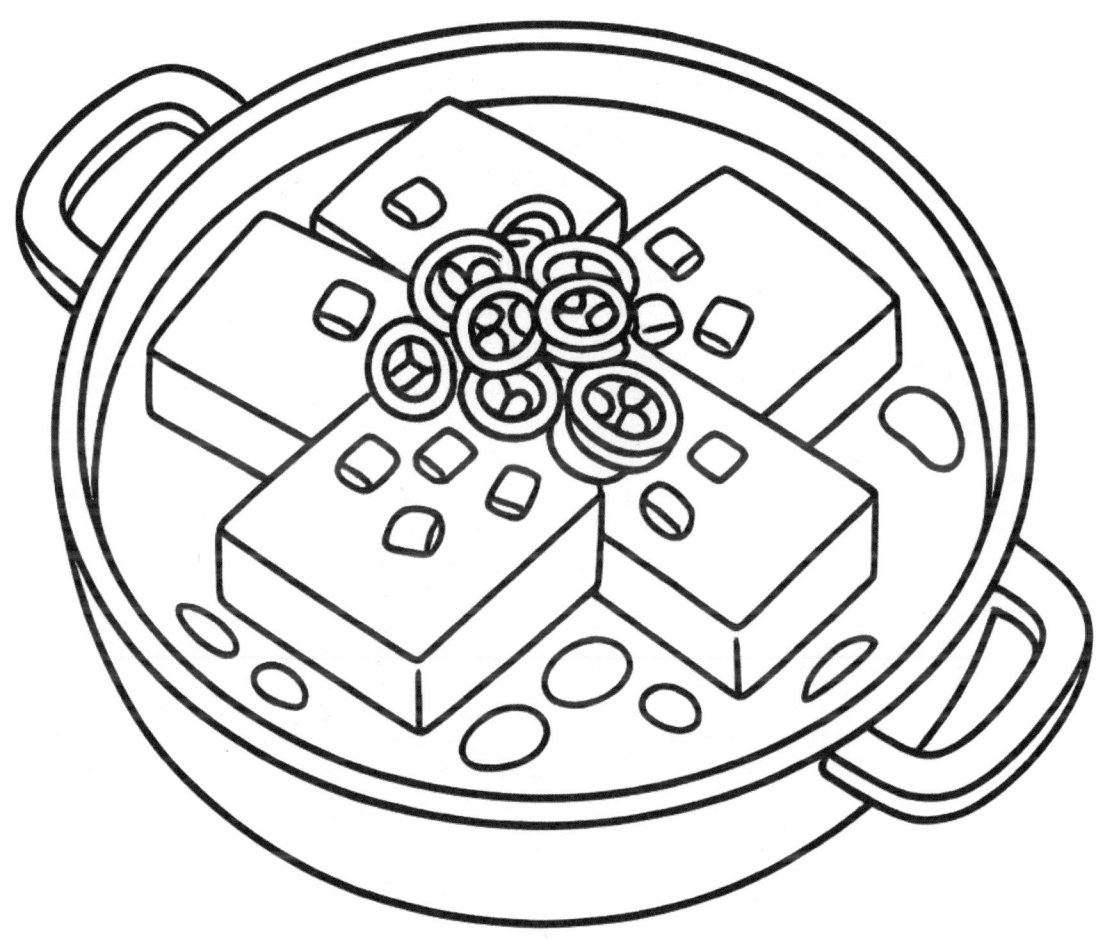

색칠하며 떠오르는 맛

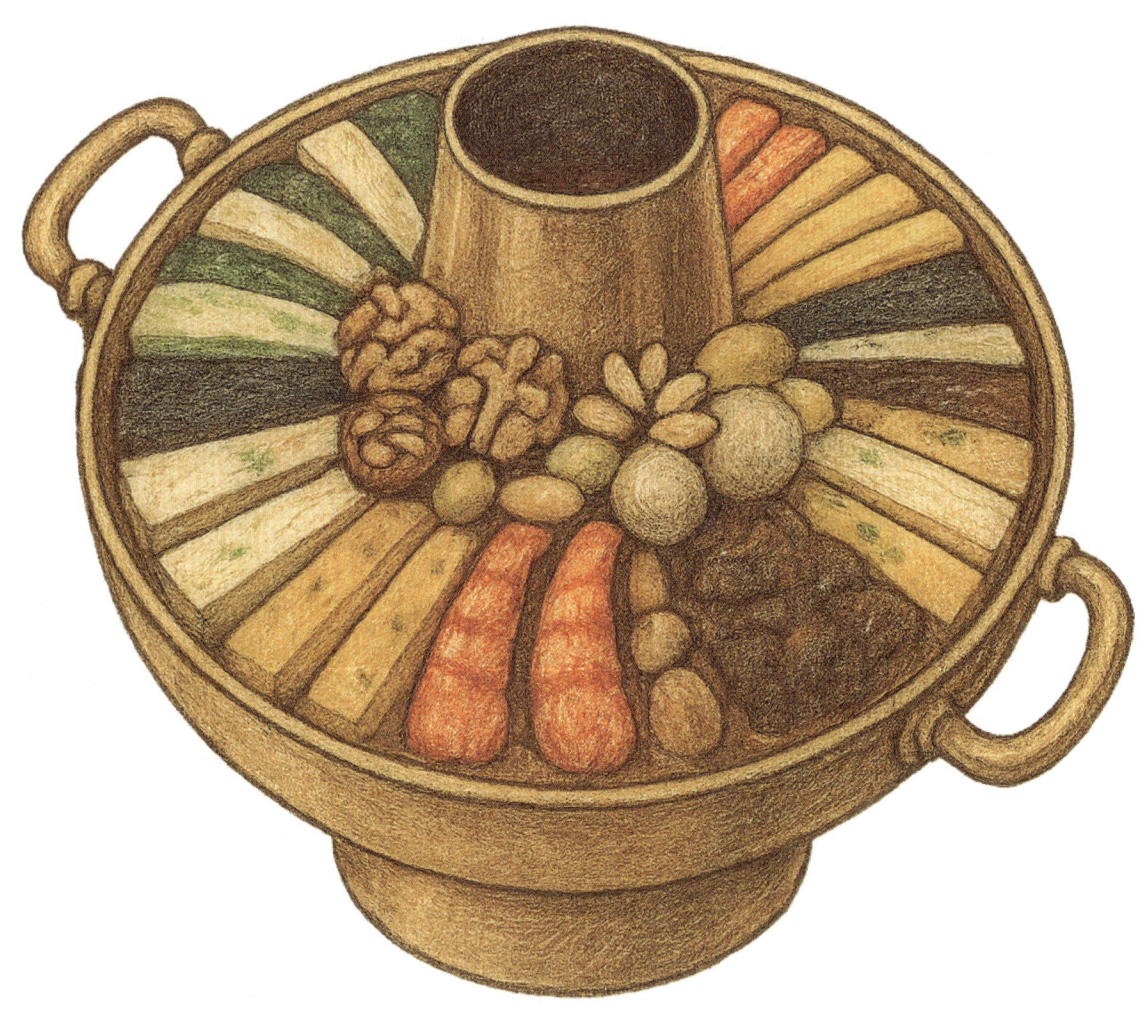

신선로

신선로는 가운데 숯불을 담아 끓여 먹는 냄비 요리입니다.
신선로에 국물과 각색 전을 넣고 끓여가며 먹는 음식으로 궁중에서 특별한 명절, 잔칫날에 먹는 별식입니다.

알록달록 예쁘고 아름답게 색칠해 보세요.

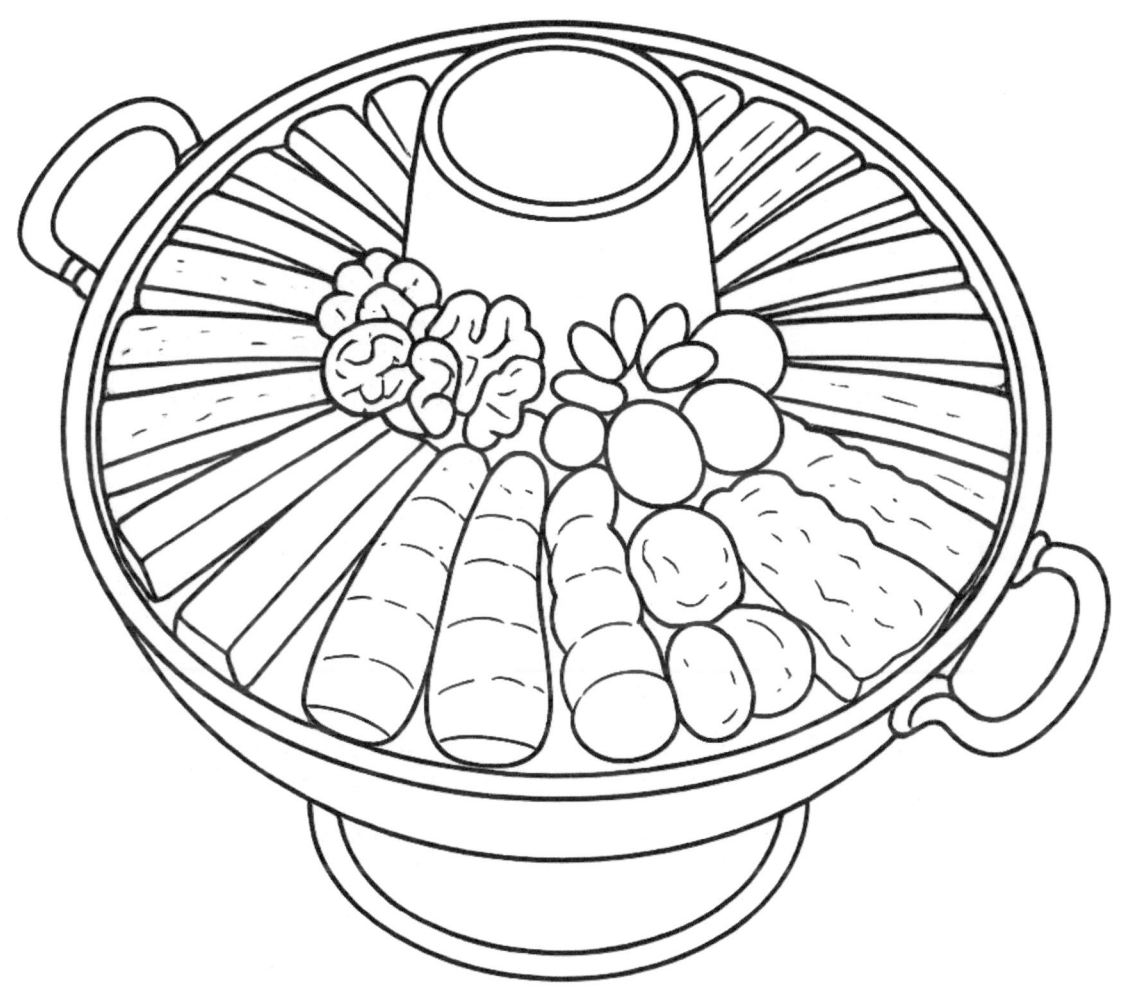

> ### 색칠하며 떠오르는 맛

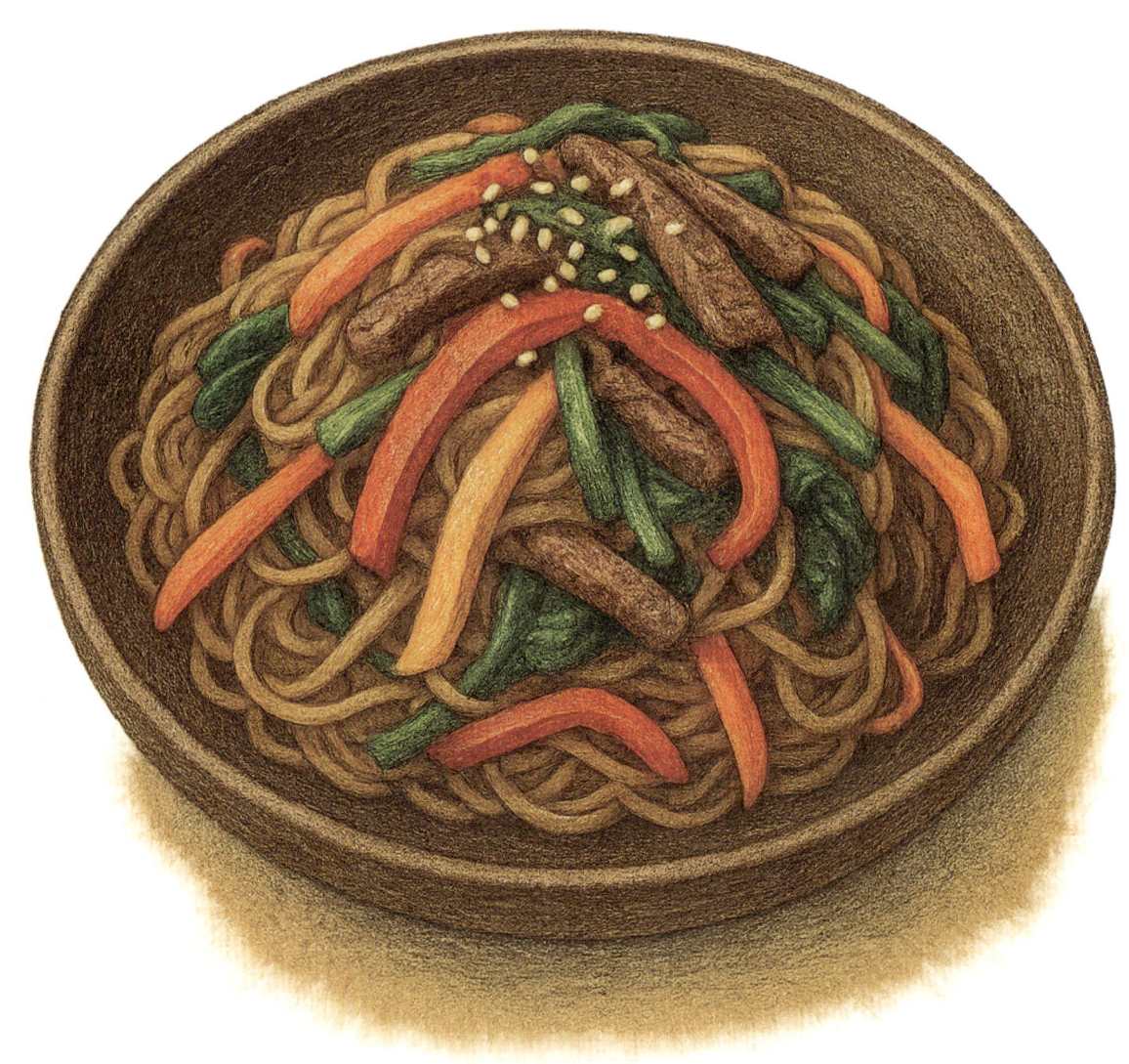

> **잡채**
> 잡채는 삶은 당면과 볶은 채소, 버섯, 고기 등을 간장 양념에 함께 버무려 먹는 음식으로, 여러 종류의 버섯과 채소를 각각 양념하여 익힌 다음 한데 섞는 것이 특징입니다. 잡채는 화려하면서도 품격이 있어 잔칫상에 항상 빠지지 않고 오르는 대표 요리 중 하나입니다.

알록달록 예쁘고 아름답게 색칠해 보세요.

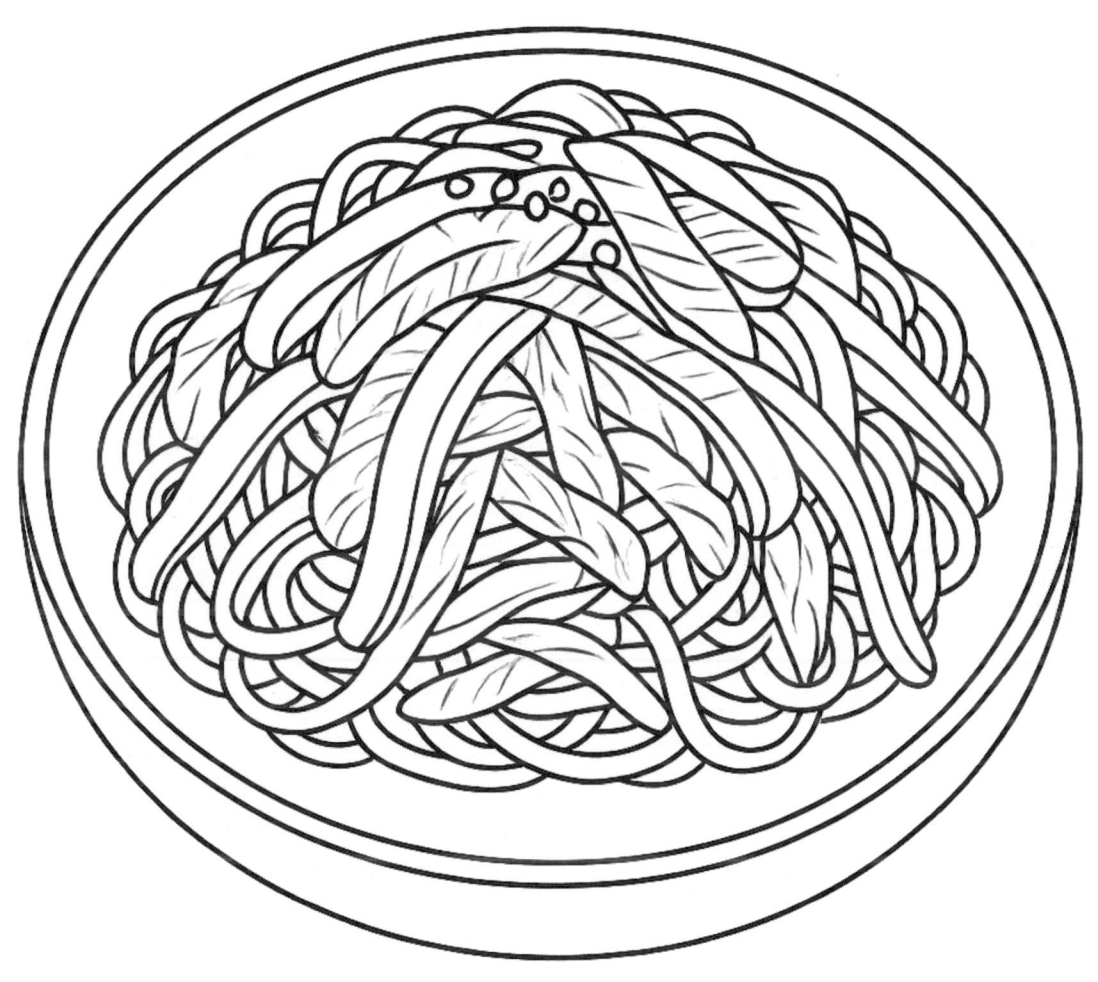

색칠하며 떠오르는 맛

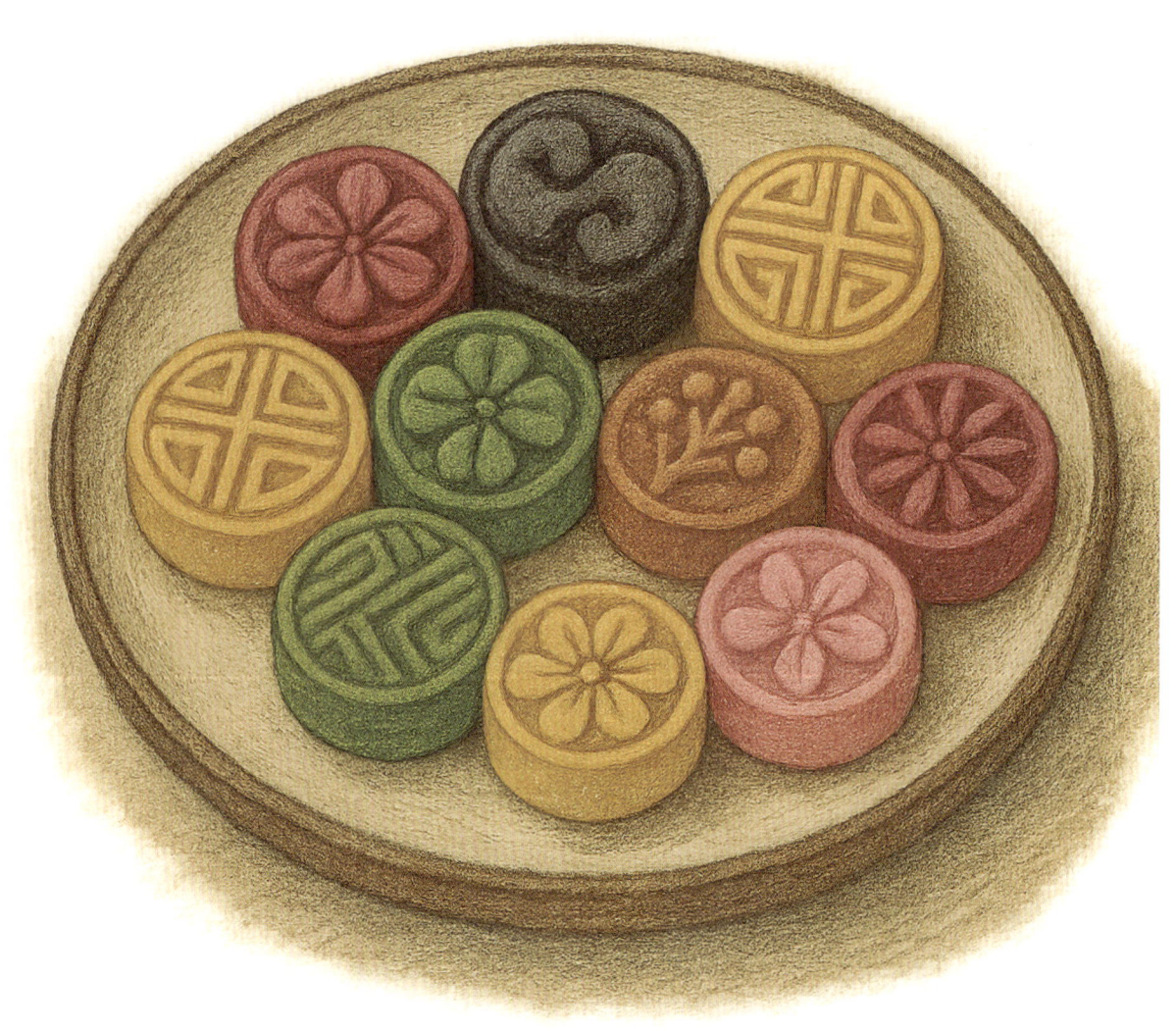

다식
다식은 녹말, 송화, 신감채, 검은깨 따위의 가루를 꿀이나 조청에 반죽하여 다식판에 찍어 만든 한과의 일종입니다.
차와 함께 즐기기 좋은 간식이지요.

알록달록 예쁘고 아름답게 색칠해 보세요.

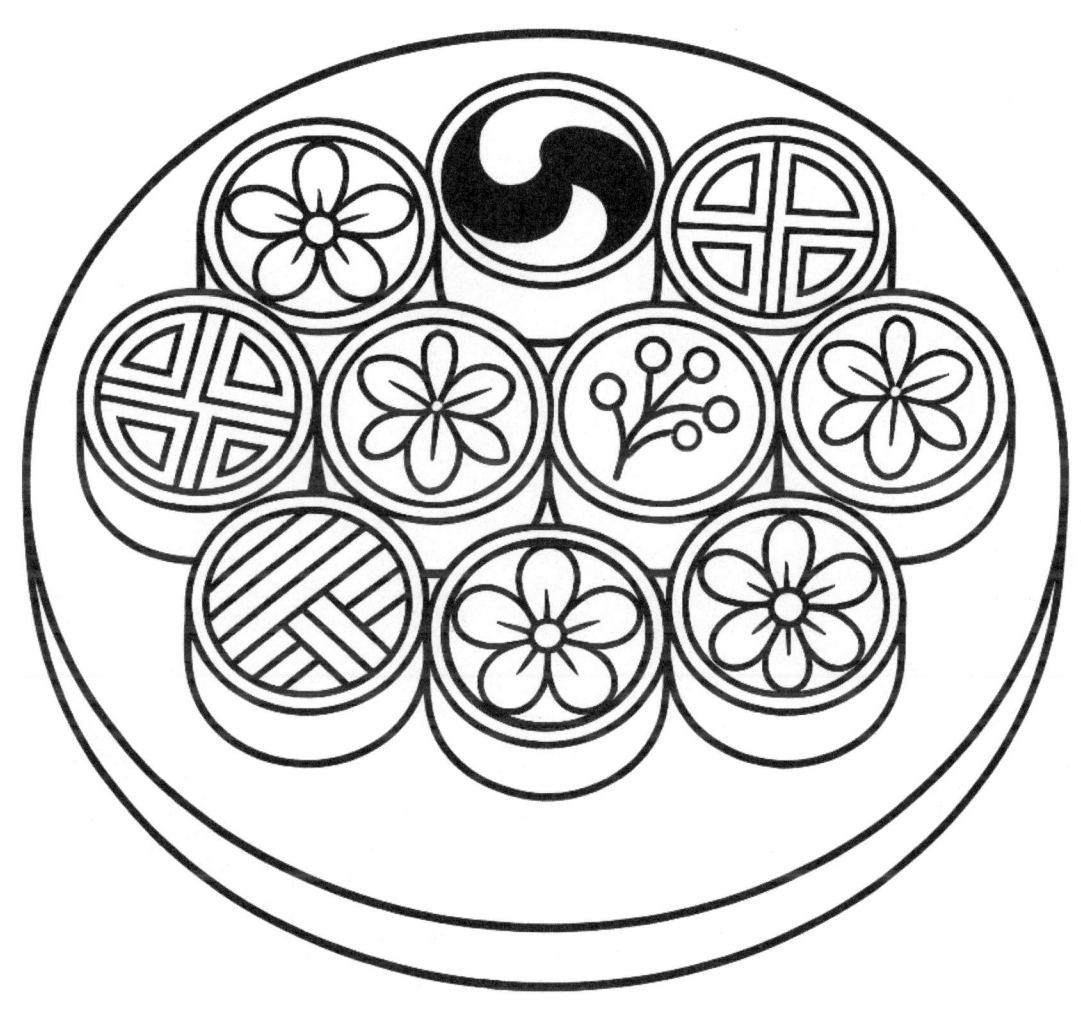

> ### 색칠하며 떠오르는 맛

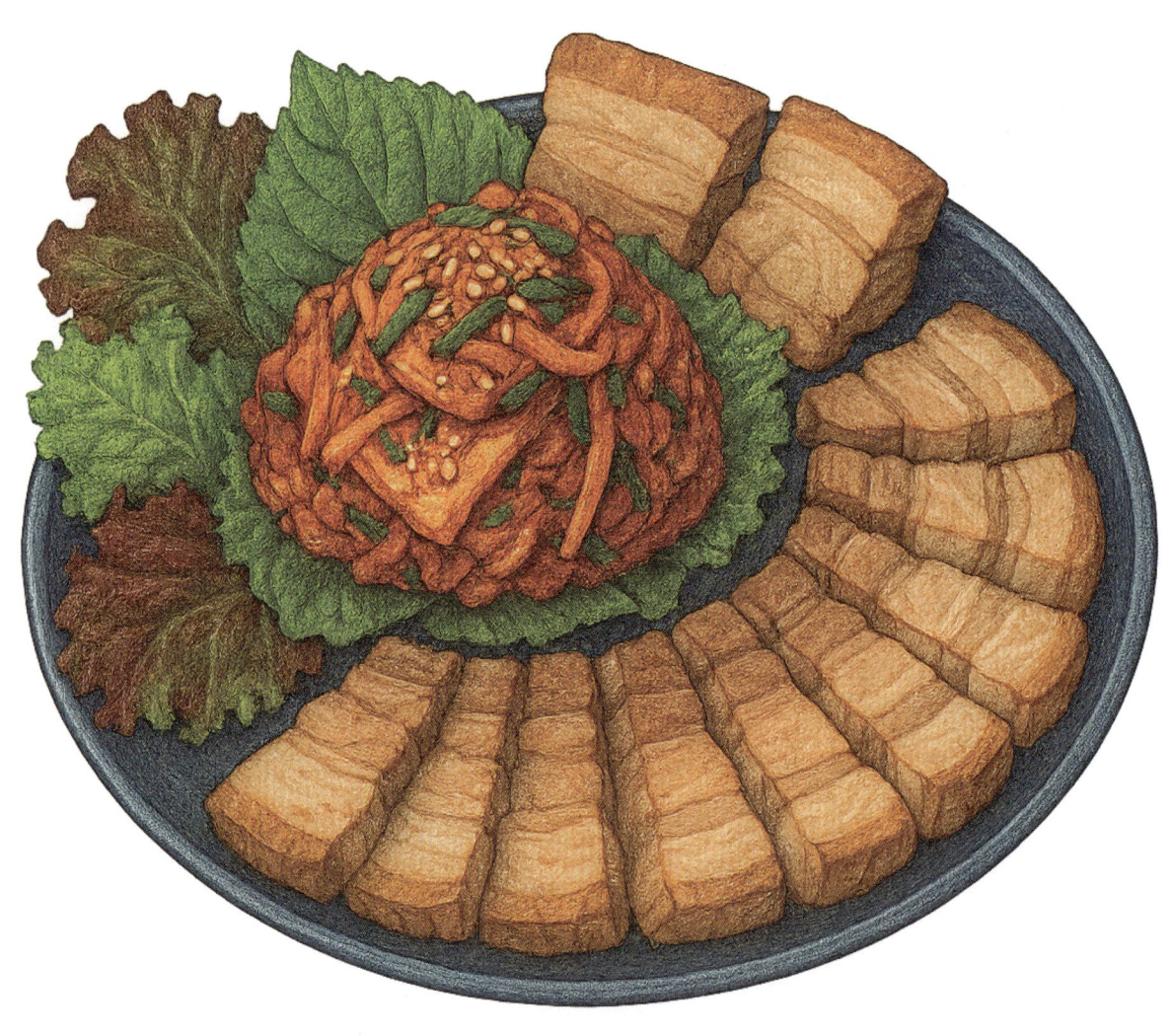

> **보쌈**
> 보쌈은 냄새 없이 삶은 돼지고기를 편육으로 썰고 김치의 속 양념생절이와 함께 배춧잎에 싸서 먹는 음식입니다.
> 복을 상징하는 돼지를 복을 싼다는 의미의 쌈으로 만들어 먹은 것은 독특한 우리나라 식문화의 유산입니다.

알록달록 예쁘고 아름답게 색칠해 보세요.

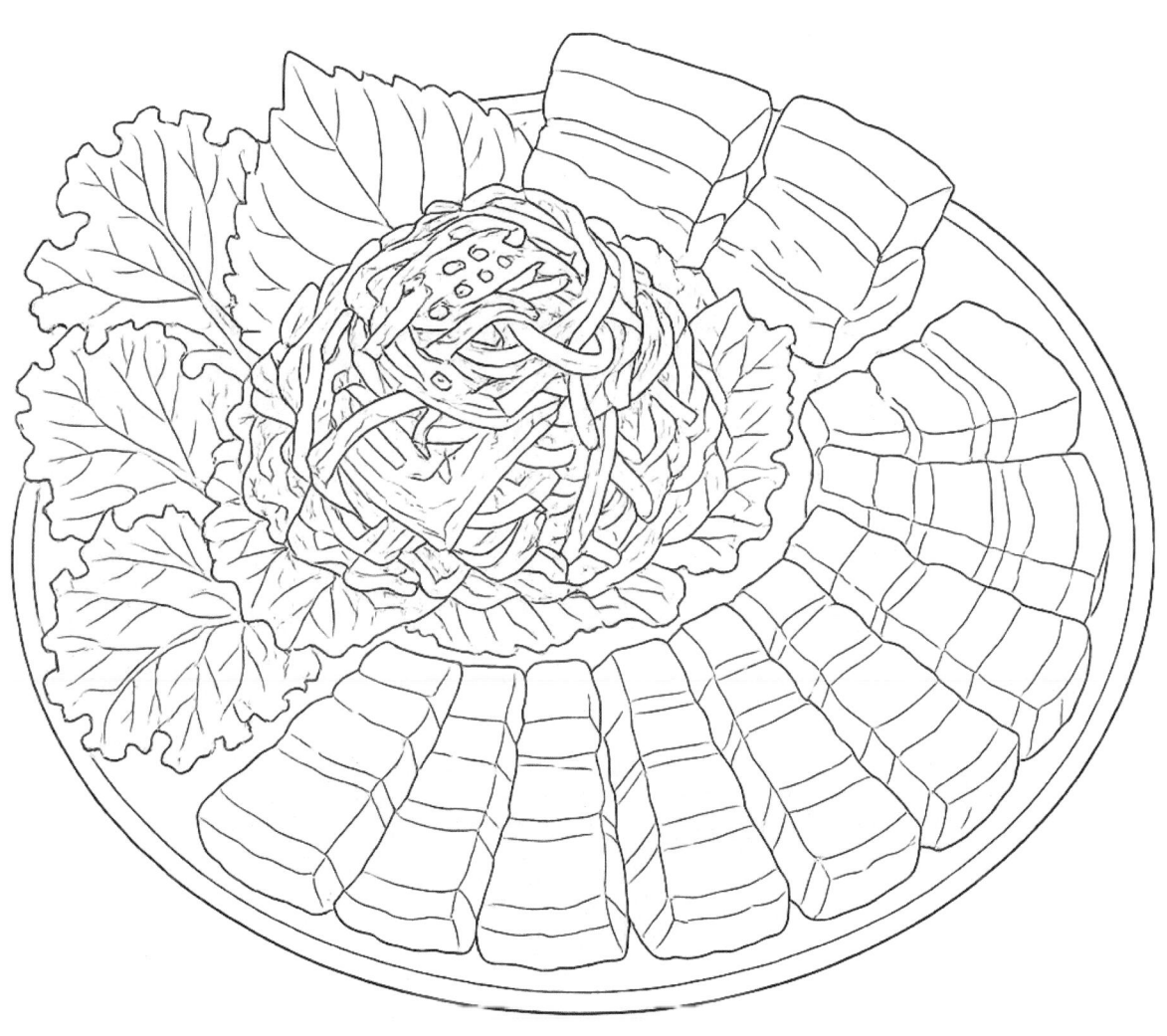

색칠하며 떠오르는 맛

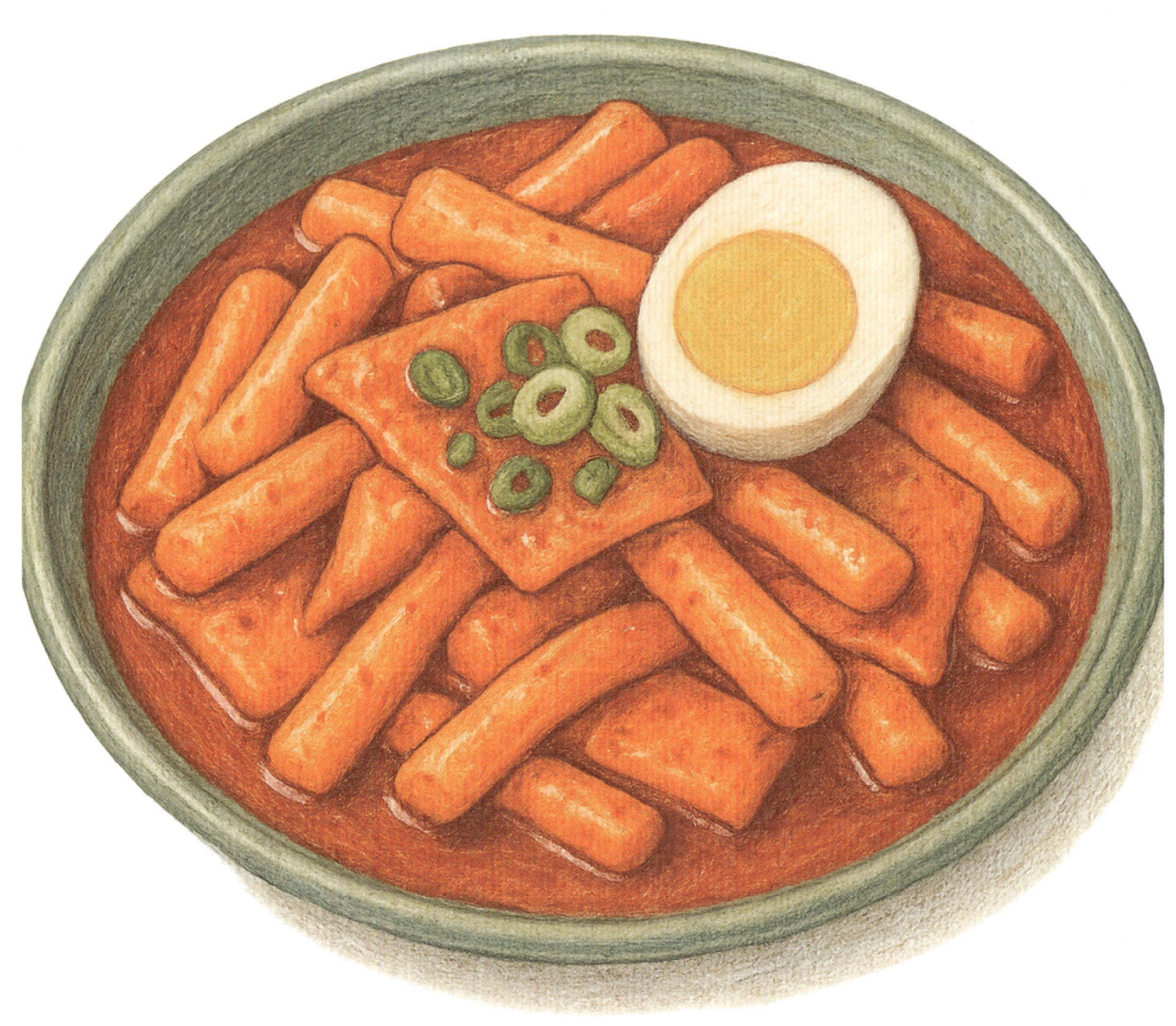

떡볶이
떡볶이 가래떡을 주재료로 하여 양념과 함께 조리한 음식입니다.
인기 있는 요리이면서 대표적인 길거리 음식이자 분식이지요.

알록달록 예쁘고 아름답게 색칠해 보세요.

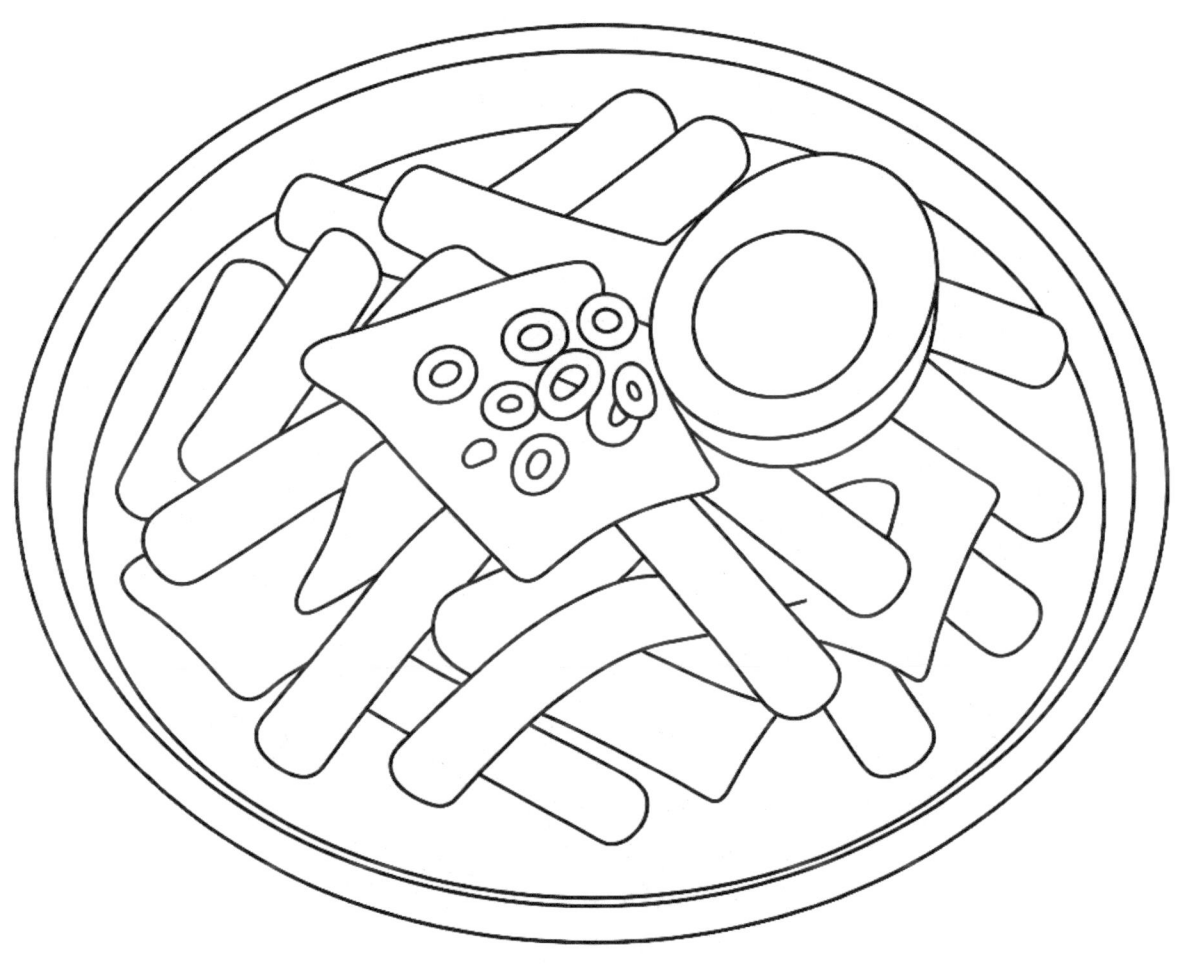

색칠하며 떠오르는 맛

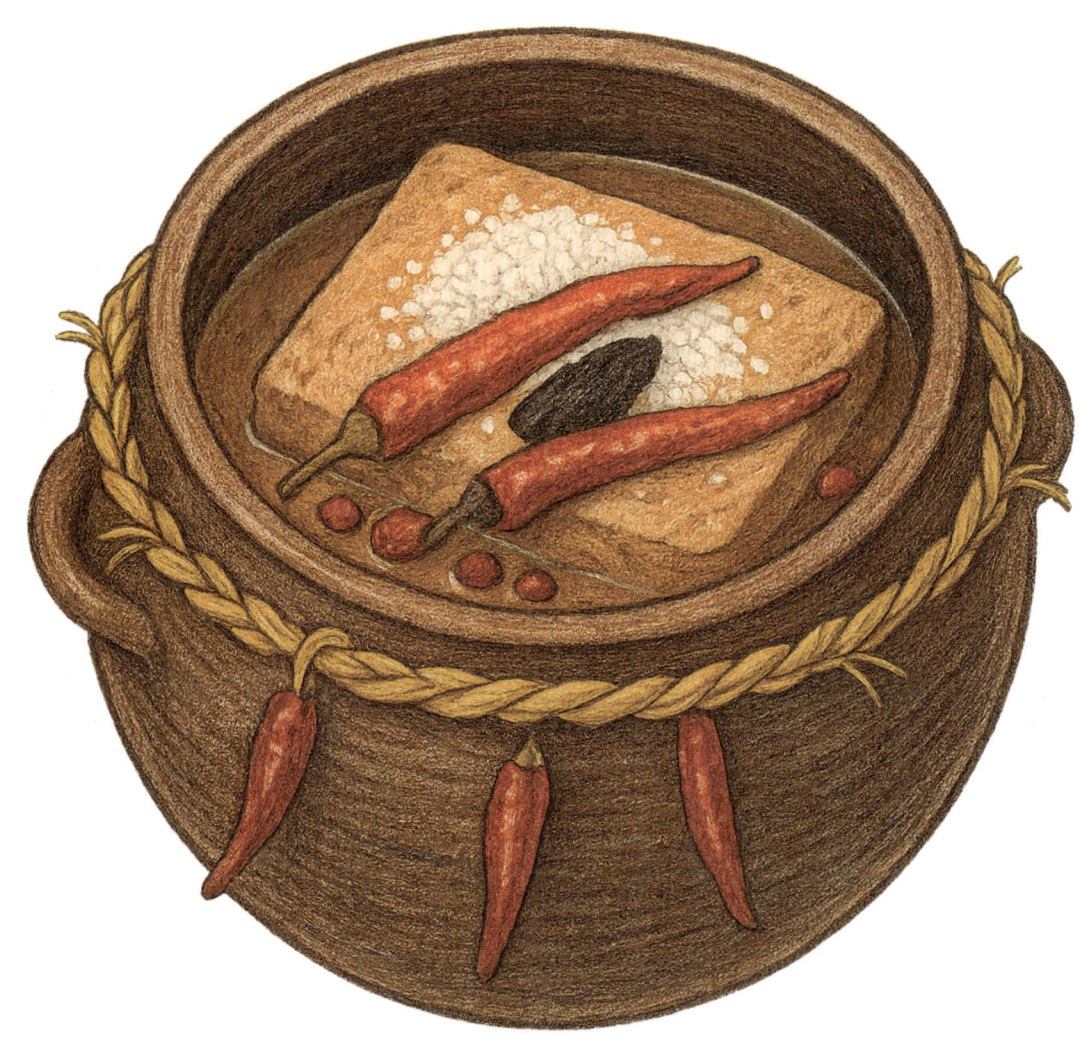

장담그기

장 담그기는 메주를 소금물에 담가 발효시켜 장을 만드는 일입니다.

장은 음식 맛의 기본으로 여겨서 맛있는 장을 만들기 위해 길일을 택하여 장을 담그고, 나쁜 기운이 침범하여 장 맛을 버리지 않게 하기 위하여 숯이나 고추를 띄우고, 장독에도 금줄을 치거나 버선본을 거꾸로 붙여 부정을 방지한답니다.

알록달록 예쁘고 아름답게 색칠해 보세요.

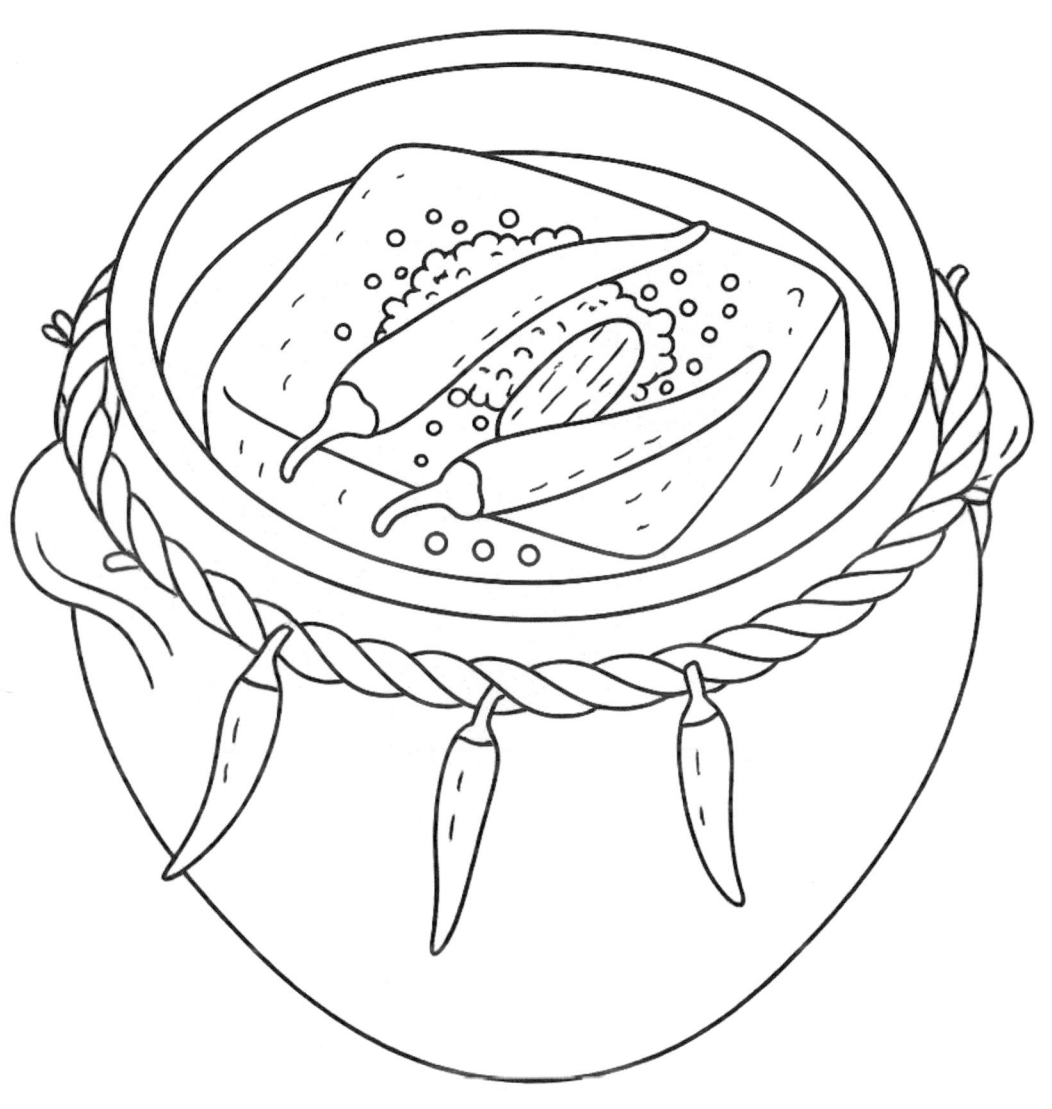

색칠하며 떠오르는 맛

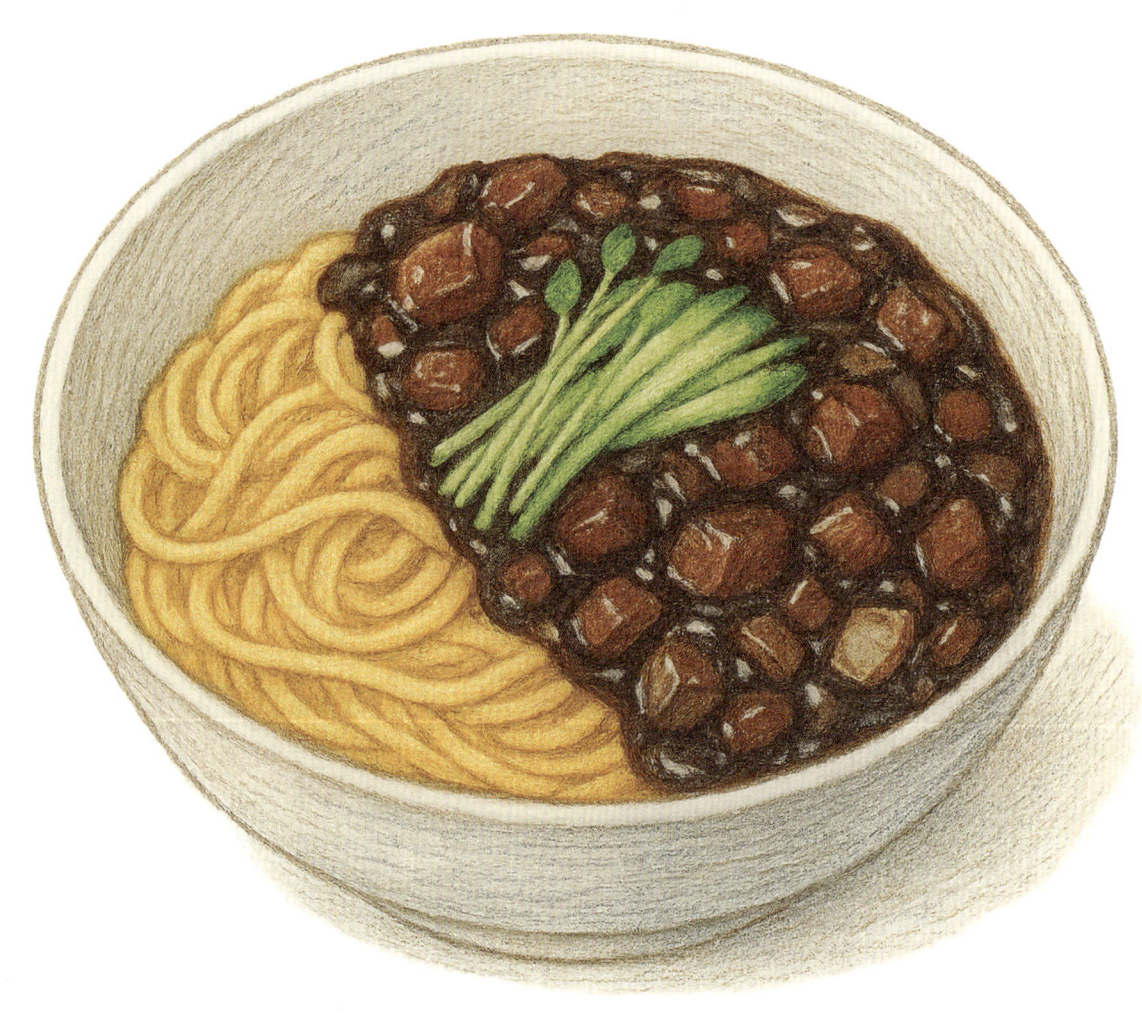

짜장면

짜장면은 돼지고기와 양파, 호박, 생강 등을 다져 중국 된장(춘장)과 함께 볶은 양념을 국수에 비벼 먹는 요리입니다.

누구나 짜장면에 대한 추억이 하나쯤 있을 정도로 짜장면은 우리에게 친근한 음식이지요.

알록달록 예쁘고 아름답게 색칠해 보세요.

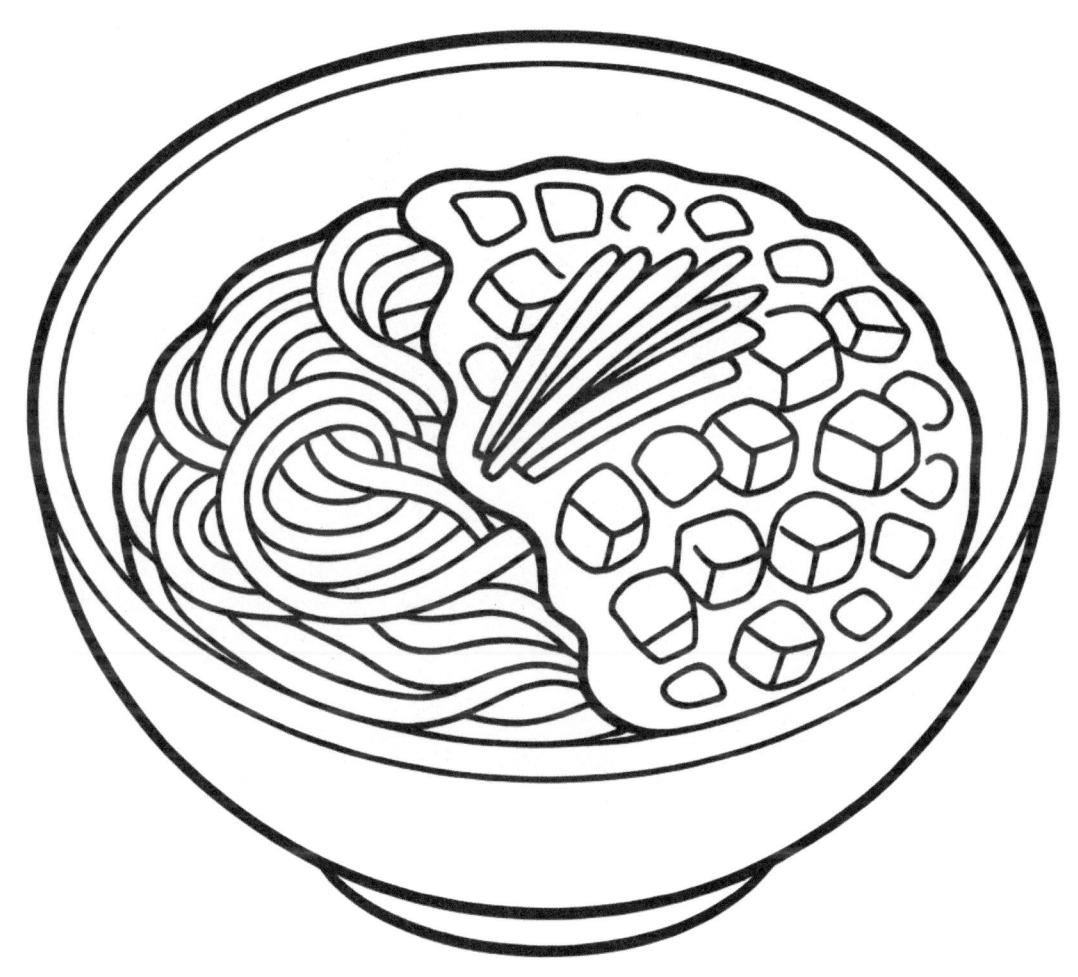

| 색칠하며 떠오르는 맛 |

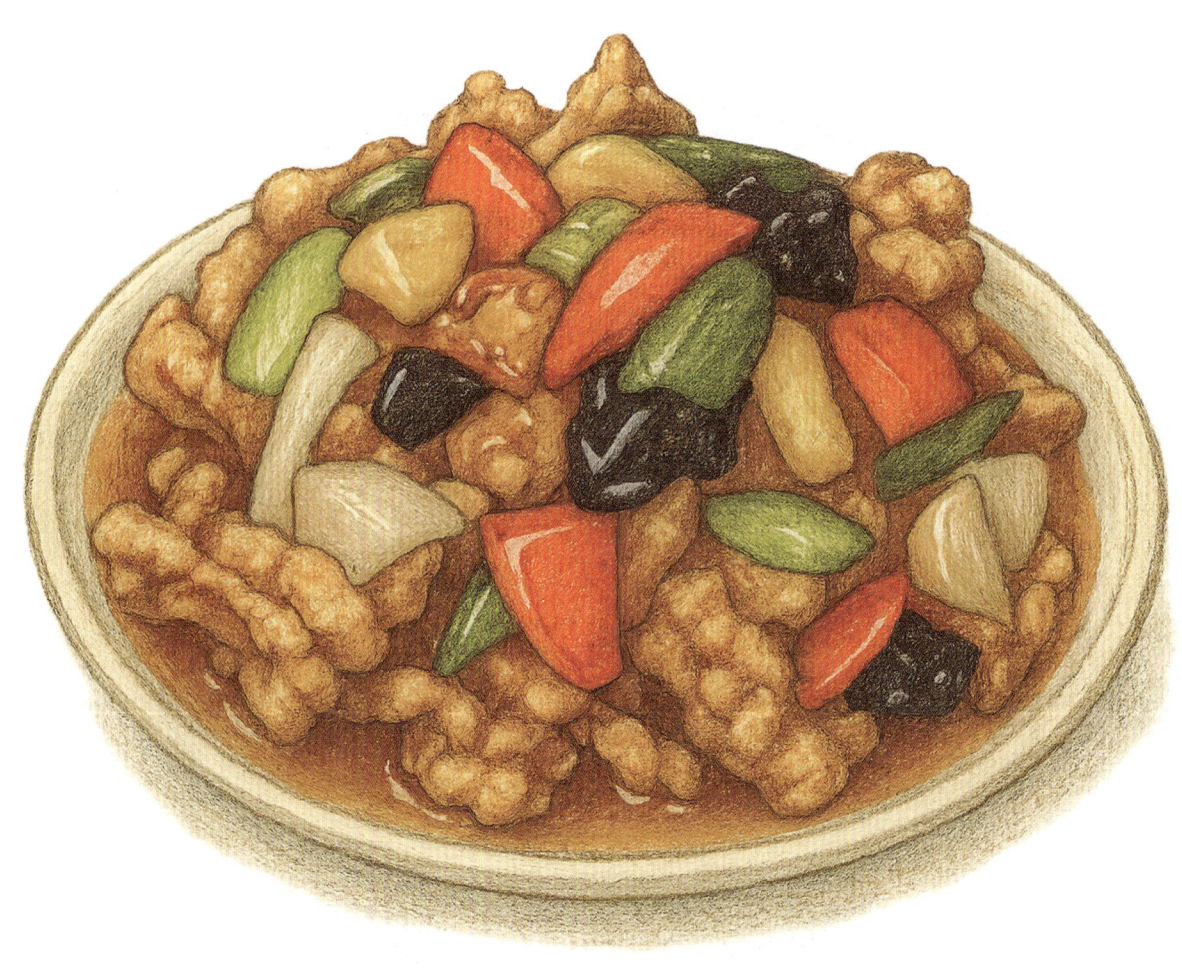

탕수육
탕수육은 고기튀김에 달고 새큼하게 끓인 녹말채소 소스를 끼얹은 요리입니다.
짜장면과 마찬가지로 친근한 음식이지요.

알록달록 예쁘고 아름답게 색칠해 보세요.

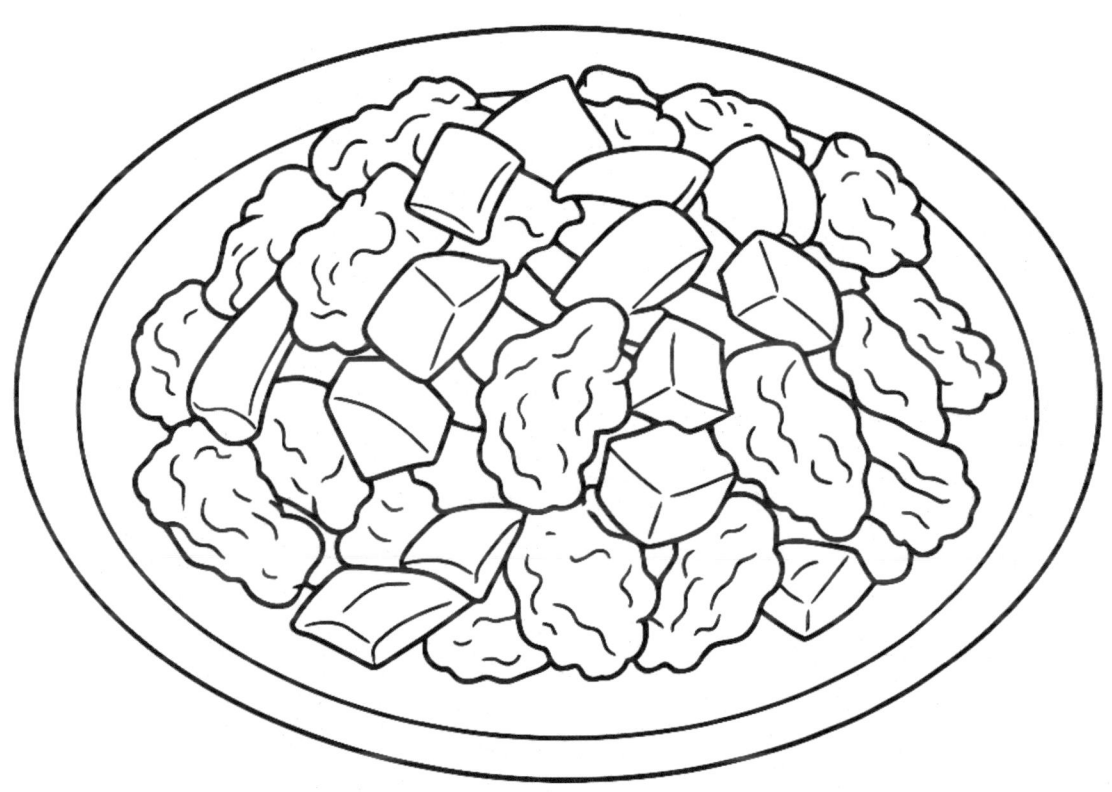

색칠하며 떠오르는 맛

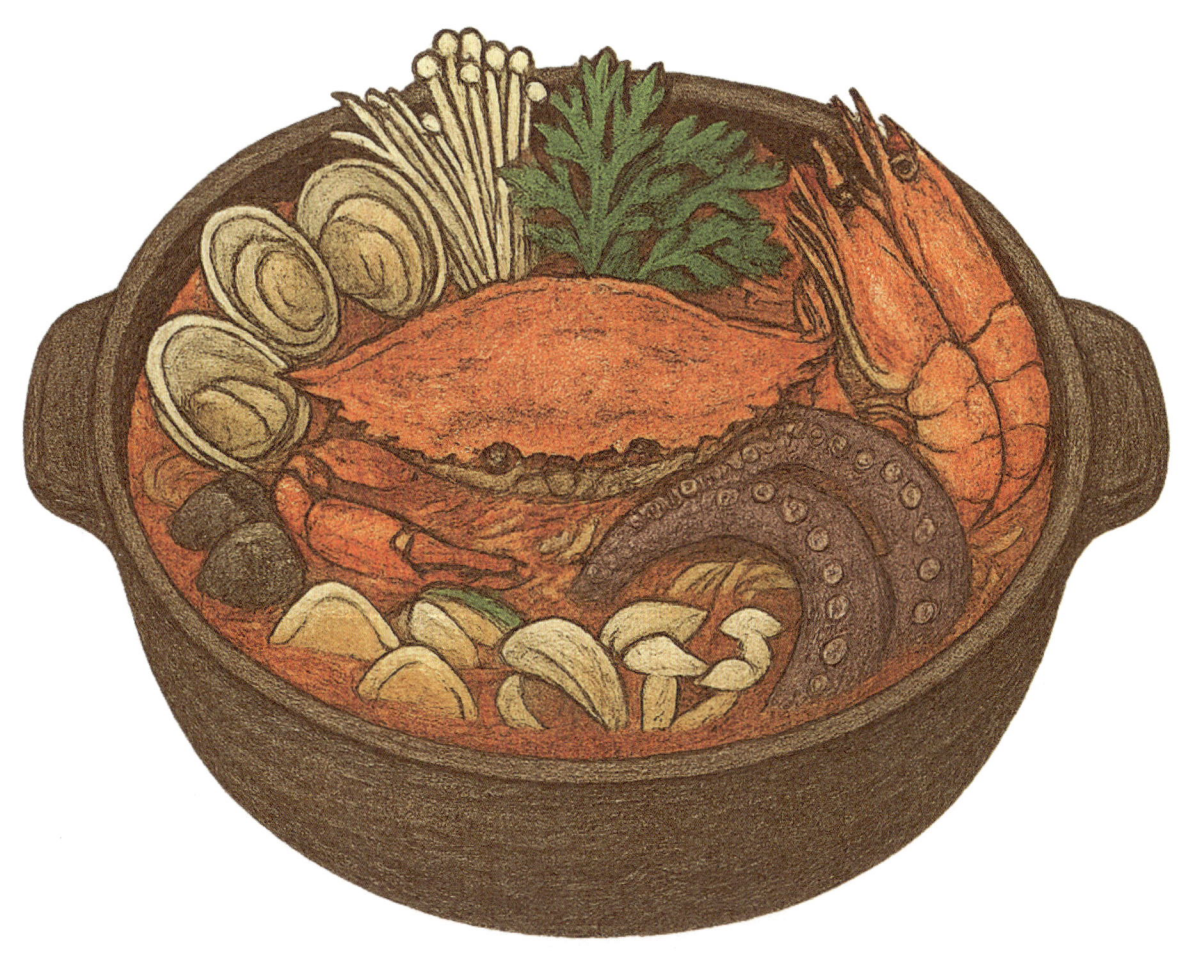

해물탕

해물탕은 꽃게, 낙지, 새우, 모시조개 등의 각종 해산물에 고추장 양념을 넣어 칼칼하고 시원한 국물 맛을 낸 음식입니다.
싱싱하고 다양한 해산물의 맛을 골고루 즐길 수 있어 좋아하는 사람이 많은 음식입니다.

알록달록 예쁘고 아름답게 색칠해 보세요.

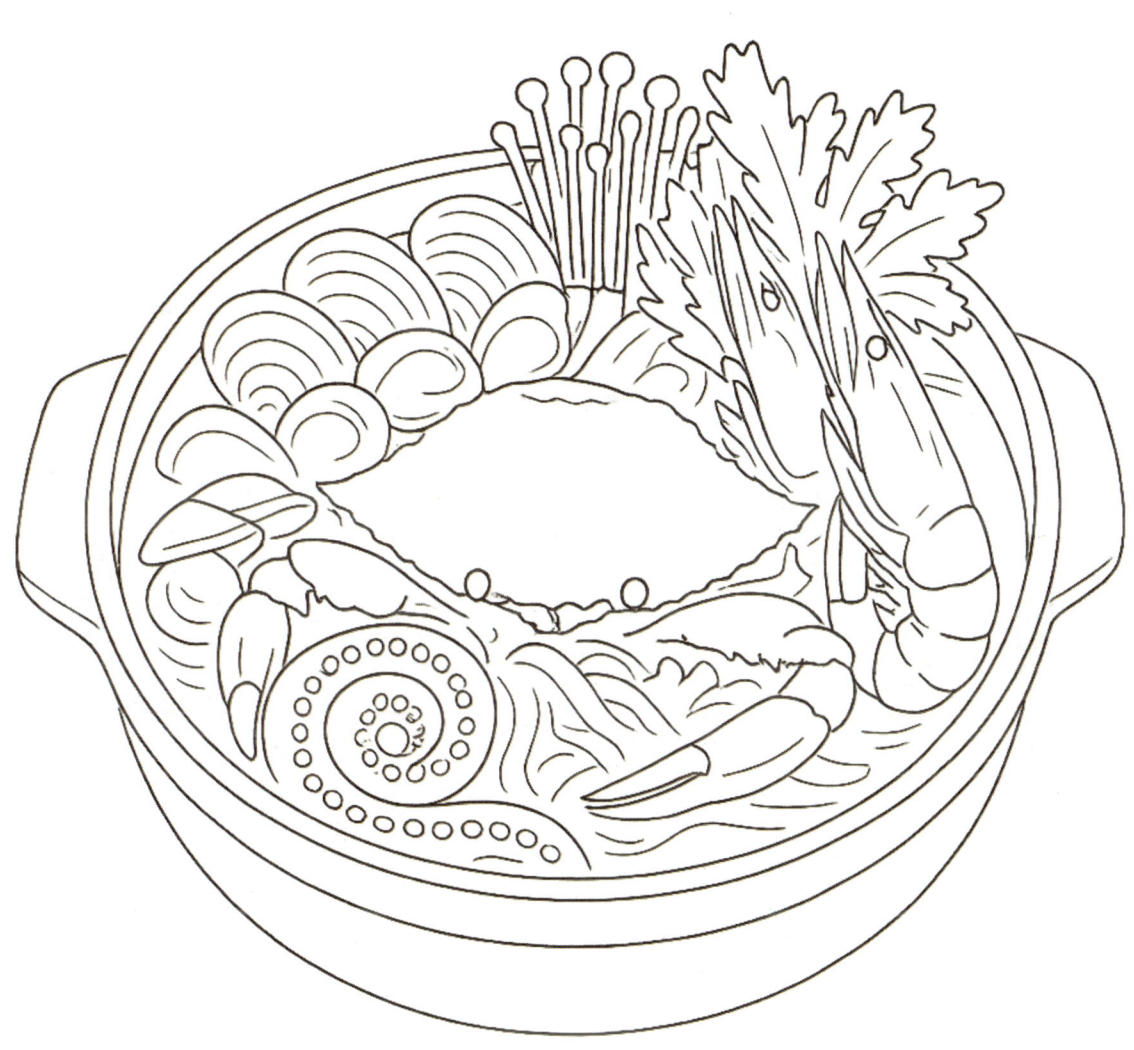

> 색칠하며 떠오르는 맛

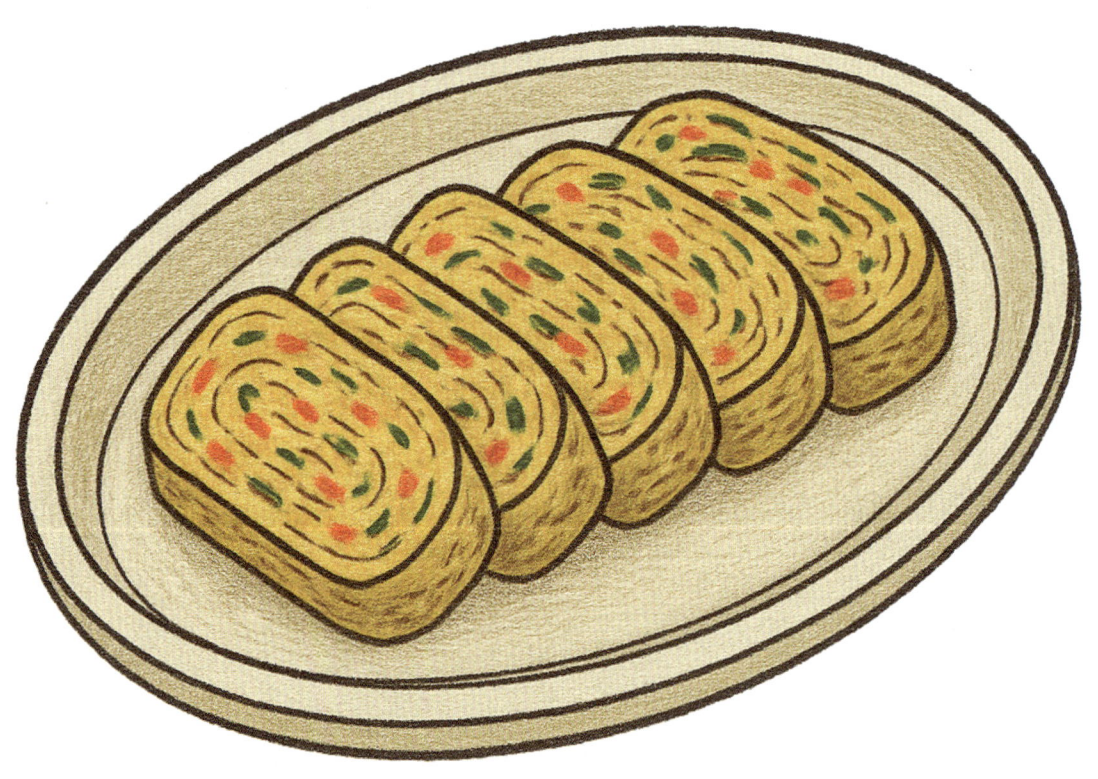

> **계란말이**
> 계란말이는 계란을 풀어 기름 두른 팬에 얇게 편 뒤 돌돌 말아낸 요리입니다.
> 돌돌 말아낸 모양을 본 따 '계란말이'라 이름 붙여졌으며 '달걀말이'라고도 부른답니다.

알록달록 예쁘고 아름답게 색칠해 보세요.

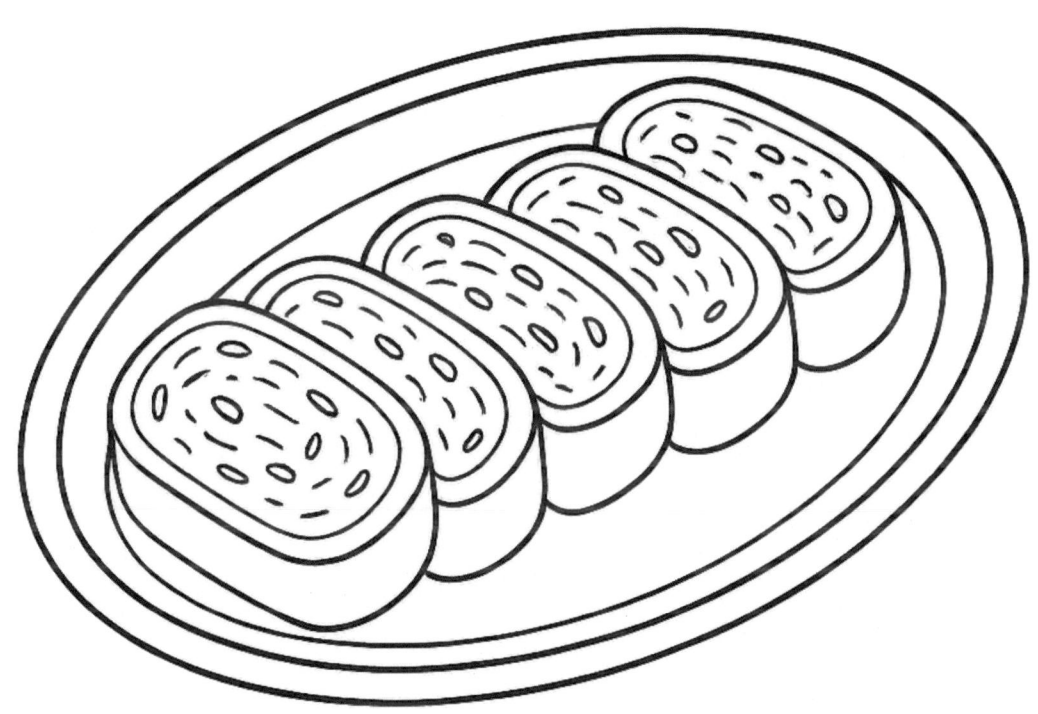

색칠하며 떠오르는 맛

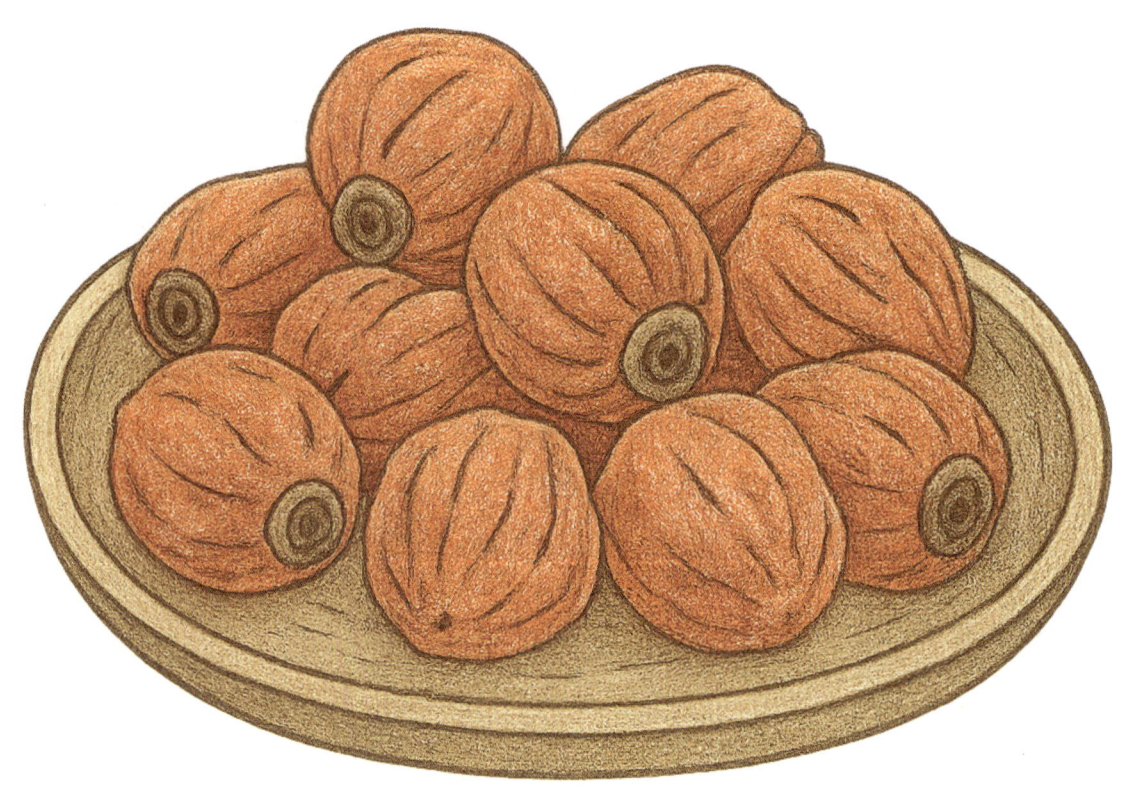

곶감

곶감은 껍질을 벗겨 말린 감입니다.
곶감은 추운 겨울날 변변찮은 간식거리가 없던 시절에 훌륭한 영양간식 역할을 했지요.

알록달록 예쁘고 아름답게 색칠해 보세요.

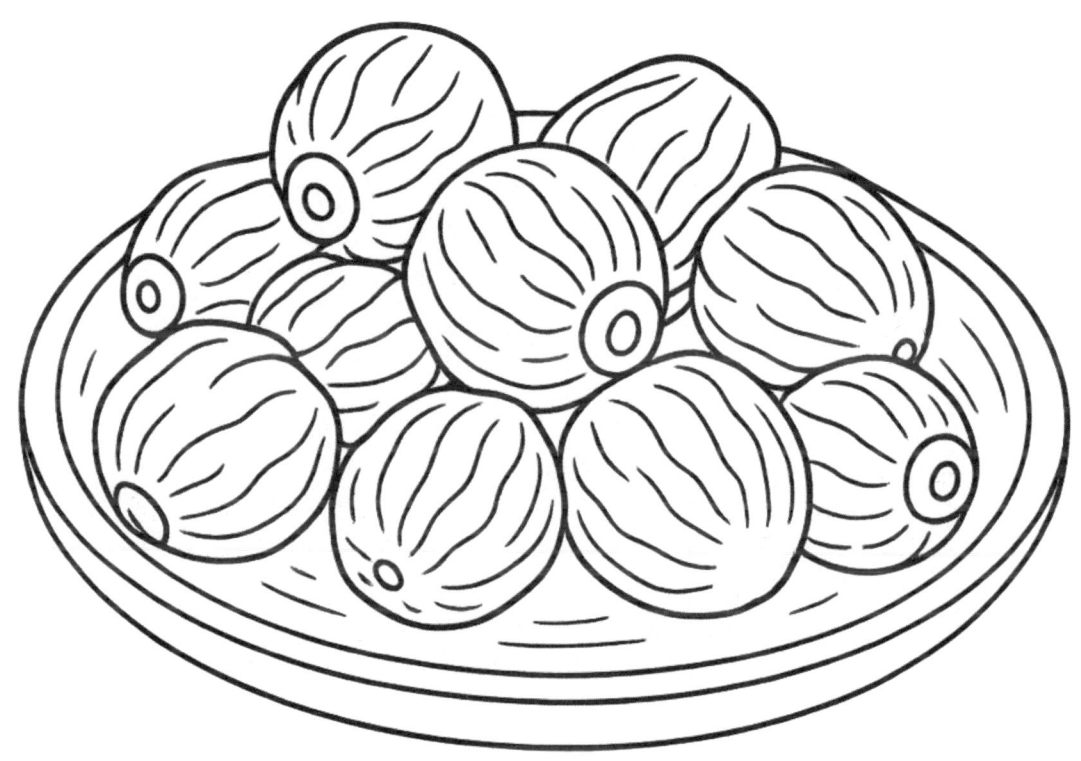

> 색칠하며 떠오르는 맛

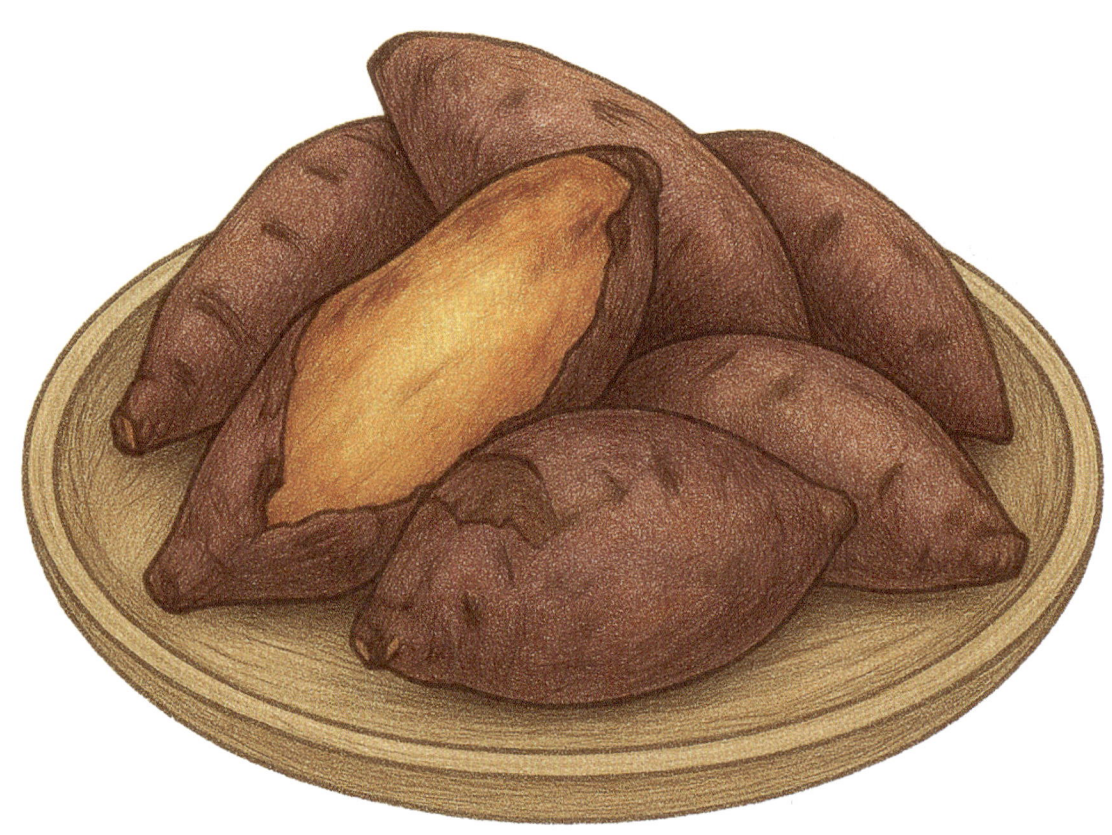

> **군고구마**
> 추운 겨울날, 김이 모락모락 피어나는 군고구마를 호호 불어가며 한 입 베어먹는 맛은 겨울철 빼놓을 수 없는 별미가 아닐까요?

알록달록 예쁘고 아름답게 색칠해 보세요.

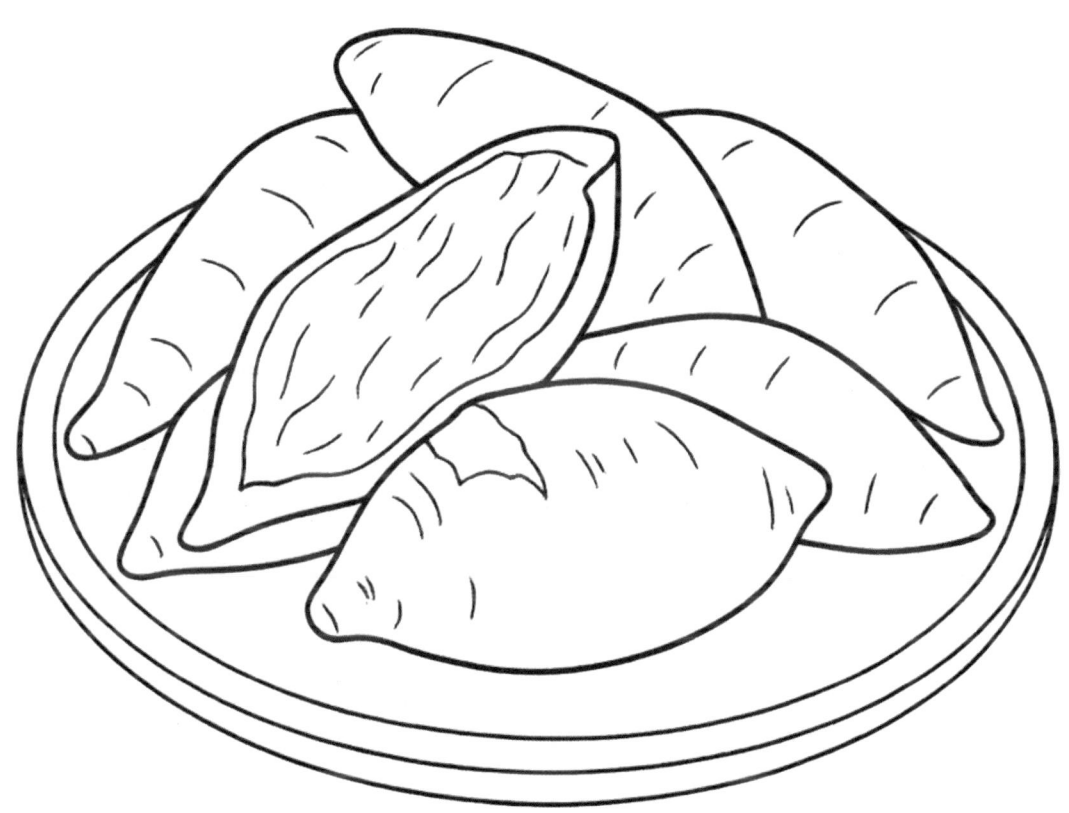

> 색칠하며 떠오르는 맛

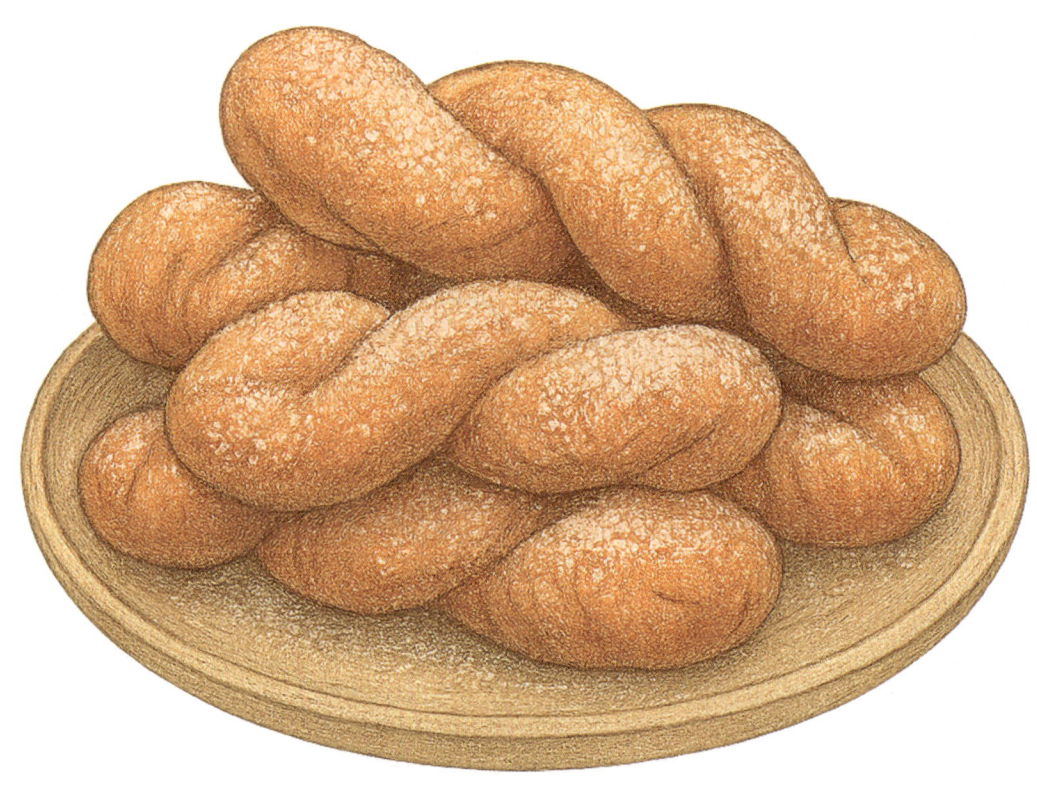

꽈배기
꽈배기는 반죽한 밀가루를 길게 늘여 두 가닥으로 꺾어 새끼 꼬듯이 꼬아 식용유에 튀겨 낸 음식입니다.
길거리에서 달짝지근한 꽈배기 냄새를 맡으면 참을 수 없지요.

알록달록 예쁘고 아름답게 색칠해 보세요.

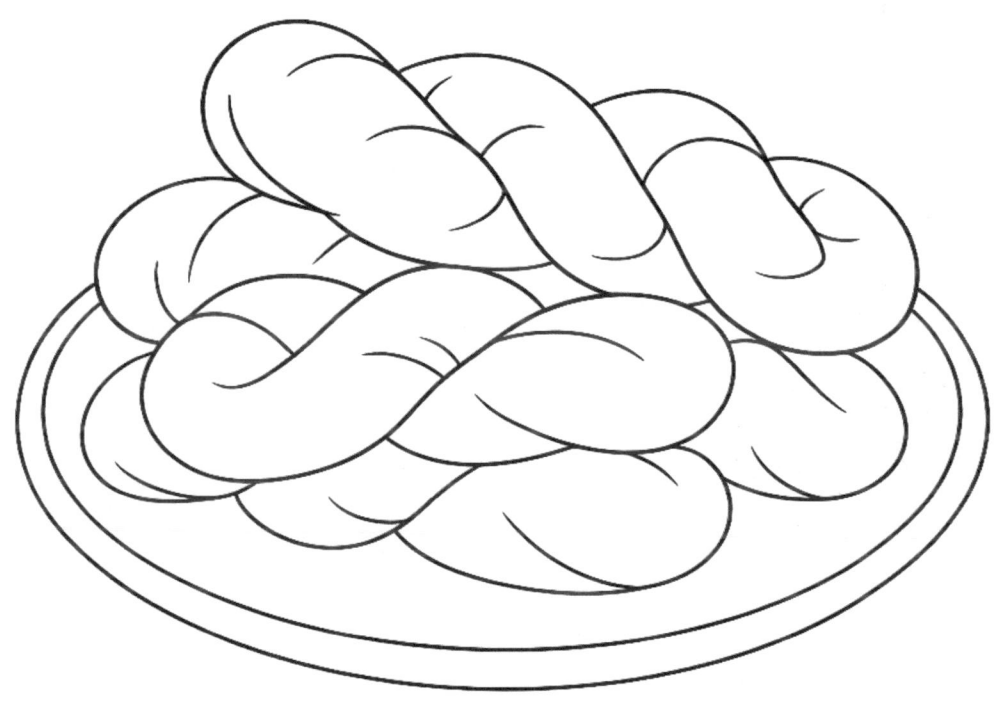

색칠하며 떠오르는 맛

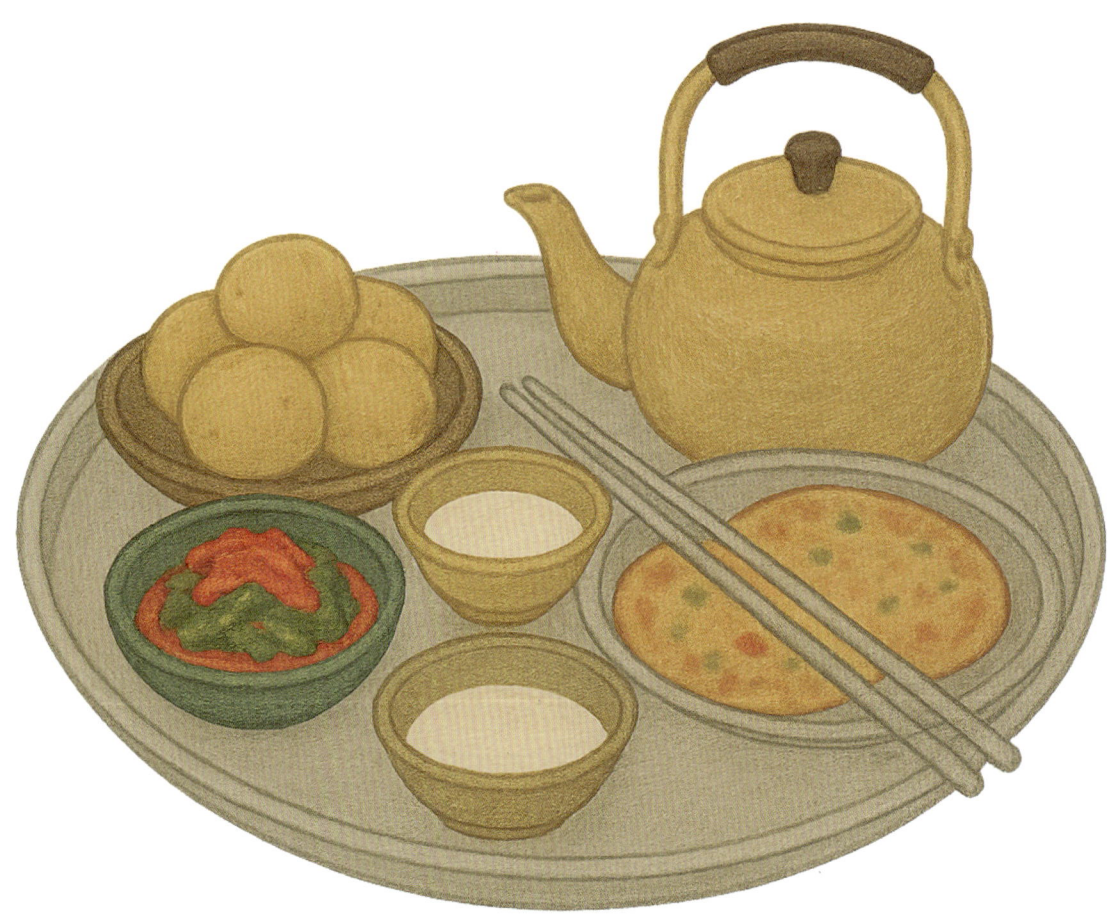

새참바구니
고된 일을 하다가도 "새참 먹고 합시다!" 말을 들으면 기운이 생기지요.

알록달록 예쁘고 아름답게 색칠해 보세요.

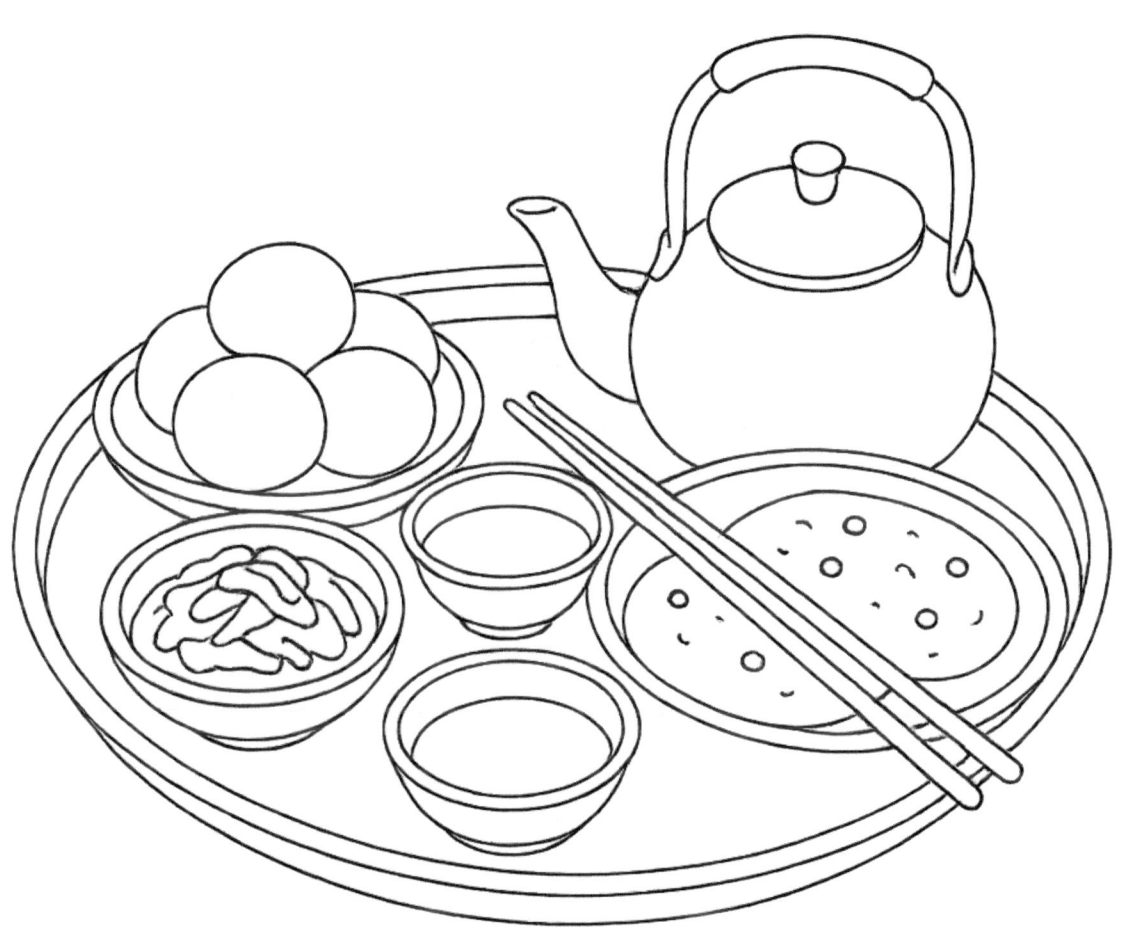

색칠하며 떠오르는 맛

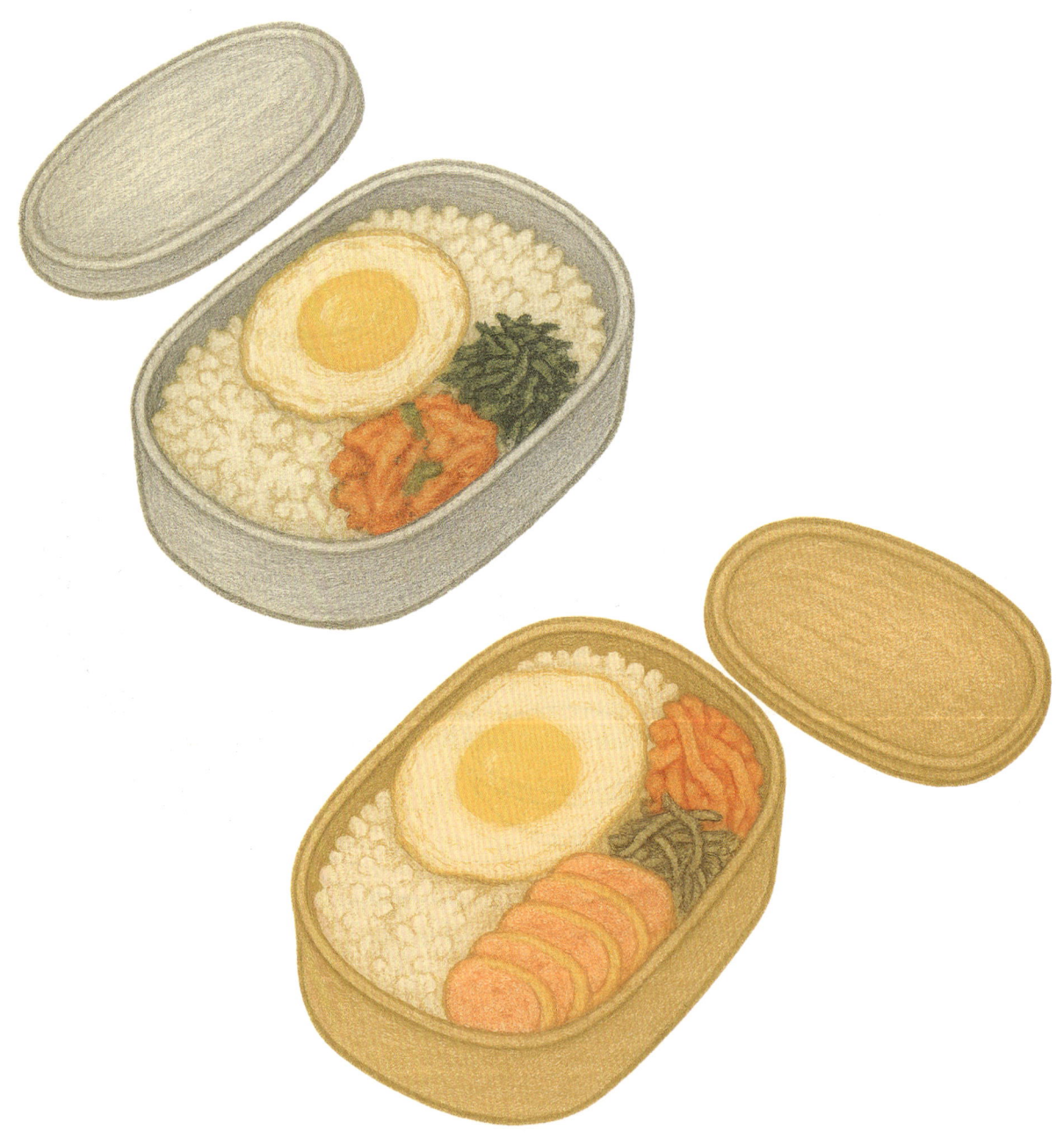

양은도시락
난로 위에 올려놓고 먹던 추억의 양은 도시락. 그 시절 함께 도시락을 먹던 친구들은 어떻게 지내고 있을까요?

알록달록 예쁘고 아름답게 색칠해 보세요.

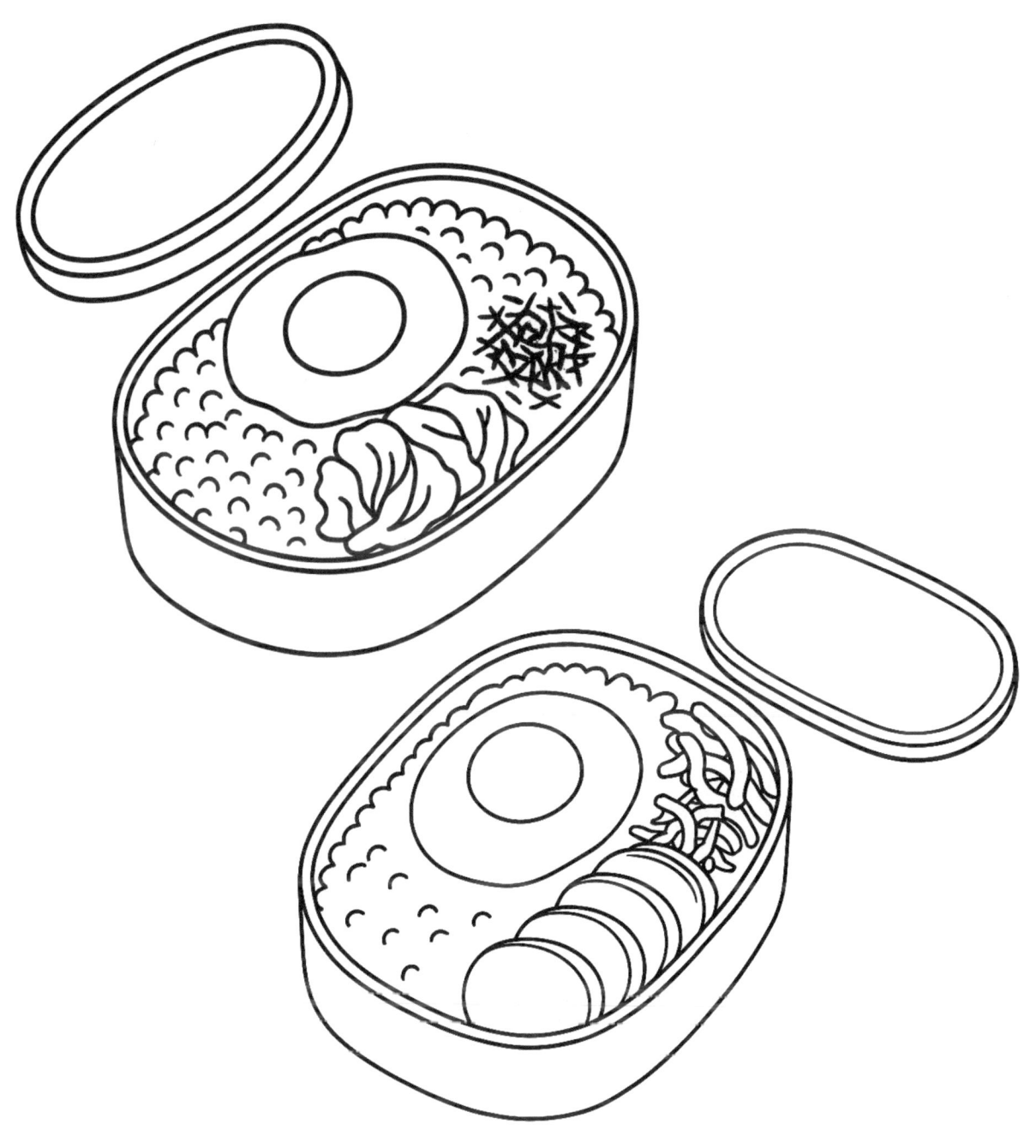

맛깔나는 음식 색칠놀이

발행일 초판 1쇄 2025년 9월 10일

엮은이 버금디자인연구소 **펴낸이** 강주효 **마케팅** 이동호 **편집** 이태우 **디자인** 하루
펴낸곳 도서출판 버금 **출판등록** 제353-2018-000014호
전화 032)466-3641 **팩스** 032)232-9980
이메일 beo-kum@naver.com
블로그 blog.naver.com/beo-kum
제조국 대한민국 **인쇄제작** 정우피앤피
주의사항 종이에 베이거나 긁히지 않게 조심하세요.
자료출처 한국민족대백과

ISBN 979-11-93800-20-1 13650
값 9,000

ⓒ 2025걸음마
잘못된 책은 구입하신 곳에서 교환해 드립니다.
이 책의 저작권은 도서출판 버금에 있습니다.